AF240628

Le light, c'est du lourd

Henriette Chardak

LE LIGHT, C'EST DU LOURD
Le scandale de l'aspartame et des édulcorants

Max Milo

ard

Du même auteur

Shakespeare, l'espion des âmes, et *Shakespeare, l'oeuvre au rouge*, éditions de l'Archipel, 2014.

Le songe de Baho la Chamane avec Henry de Lumley, éditions de l'Archipel, 2014.

Taül et les pierres de foudre, avec Henry de Lumley, éditions de l'Archipel, 2014.

La passion secrète d'une reine, Le Passeur éditeur, 2013.

Le mystère Rabelais, éditions du Rocher, 2011.

Cervantès : Plume du diable et ambassadeur de Dieu, Presses de la Renaissance, 2009.

Andreas Vesalius : chirurgien des rois, préface de Jean-Didier Vincent, Presses de la Renaissance, 2008.

L'Énigme Pythagore, Presses de la Renaissance, 2007.

Dépossédée, Presses de la Renaissance, 2006.

Élisée Reclus : un encyclopédiste infernal !, L'Harmattan, 2006.

Kepler, le visionnaire de Prague, collection Les rêveurs du ciel, Presses de la Renaissance, 2004.

Tycho Brahe, l'homme au nez d'or, collection Les rêveurs du ciel, Presses de la Renaissance, 2004.

Élisée Reclus. L'homme qui aimait la Terre, éditions Stock, 1997.

Kepler, le chien des étoiles, Paris, Séguier, 1989.

Préface

Il était temps ! Enfin une enquête approfondie et objective sur l'omniprésence de l'aspartame dans nos aliments.

L'**aspartame** est un édulcorant artificiel découvert en 1965. C'est un dipeptide composé de deux acides aminés naturels, l'acide *L*-aspartique et la *L*-phénylalanine, ce dernier sous forme d'ester méthylique.

L'aspartame a un pouvoir sucrant environ deux cents fois supérieur à celui du saccharose et est autorisé dans de nombreux pays. Il est référencé dans l'Union européenne par le code E951.

Alors que l'on sait depuis 1983 que l'aspartame, très instable sous forme liquide, se transforme au-delà de 30 °C en deux molécules toxiques, on le retrouve dans plus de 6 000 produits destinés à la consommation humaine (notamment boissons, pastilles, yaourts... et même dans certains médicaments) ou animale.

Utilisé pour remplacer le sucre et donc diminuer l'apport calorique des aliments, c'est-à-dire combattre l'obésité, l'aspartame agit en fait tout autrement ! La consommation de produits (boissons) édulcorés à l'aspartame entraîne de l'hypoglycémie et empêche la sensation de satiété, provoquant un besoin compulsif de consommer des hydrates de carbone. Plusieurs études ont montré que les aliments sucrés sont alors absorbés en plus grande quantité, ce qui conduit à l'apparition d'une surcharge pondérale.

Non seulement ce produit « recommandé » pour prévenir le diabète ou l'obésité entraîne en fait un risque plus élevé de développer ces pathologies, mais sa consommation comporte également d'autres dangers.

Les produits de dégradation de l'aspartame (formaldéhyde, dicétopipérazine) sont accusés d'être neurotoxiques, mutagènes, cancérogènes et toxiques pour le fœtus. De plus, l'un des constituants de l'aspartame, la phénylalanine, est la cause chez l'Homme et chez l'animal, de malformations cardiaques et de toxicité neurologique chez le fœtus en cas de consommation par la mère pendant la grossesse. Un lien est notamment évoqué avec l'augmentation de la fréquence des pathologies du spectre autistique.

Il paraît donc élémentaire de conseiller aux femmes enceintes d'éviter l'aspartame pendant toute la période de grossesse. Des parlementaires français réclament depuis longtemps qu'on ajoute au moins sur tout produit light contenant de l'aspartame, une mention de risque pour la femme enceinte, le fœtus et le jeune enfant, mais en vain.

Les autorités européennes, dont l'Agence européenne pour la sécurité des aliments (EFSA), n'ont jamais répondu à cette demande. Pour l'EFSA, il n'existe pas assez d'études établissant la toxicité de l'aspartame.

D'ailleurs, d'après l'EFSA, une dose journalière acceptable (DJA) de 40 mg/kg/jour constitue une protection adéquate pour la population générale. L'exposition des consommateurs à l'aspartame se situe bien en dessous de cette DJA.

En mai 2011, au vu de différentes études et sous la pression des consommateurs, la Commission européenne a pourtant invité l'EFSA à réévaluer la sécurité de l'aspartame et la validité de la DJA. Malgré la publication de divers travaux, dont celui en 2007 de Soffritti *et al.* qui alertait sur le risque cancérogène de l'aspartame, l'EFSA a considéré qu'il n'y avait pas lieu de réviser la DJA.

Une fois de plus, comme dans d'autres dossiers, notamment celui des perturbateurs endocriniens, les autorités européennes sont plus sensibles aux arguments des lobbyistes industriels qu'à ceux des scientifiques indépendants.

En janvier 2015, malgré les propos lénifiants de l'EFSA, l'Agence nationale de sécurité sanitaire de l'alimentation, de l'environnement et du travail (ANSES) a émis un avis indiquant qu'il n'a pas été démontré d'effet bénéfique permettant de recommander la consommation régulière d'édulcorants intenses chez l'adulte et l'enfant.

INTRODUCTION

L'aliment n'est pas aliment s'il ne peut nourrir.
Si quelqu'un désire la santé, il faut d'abord lui demander s'il est
prêt à supprimer les causes de sa maladie.
Hippocrate

Je n'ai jamais vu une personne maigre boire du Diet Coke.
Donald J. Trump, 14 octobre 2012

L'aspartame n'est pas un aliment mais un additif chimique officiellement sans risque. Pour prouver son inutilité ou le danger d'en consommer, l'enquête fut longue. Les réponses à mes questions ressemblèrent souvent à un ruissellement d'eau tiède. Des haussements d'épaules rythmèrent le fil de ma curiosité. Mon dossier disparut de mon ordinateur, aussi le plus sûr étant une copie papier, j'ai repris mon enquête et changé de support, mais savoir si l'espérance de vie était diminuée pour certains à cause d'un édulcorant ne touchait pas grand monde dans les milieux dits autorisés à expliquer les faits. Le silence frisait le déni.

Tout a commencé le jour où j'ai arrêté de fumer comme un pompier, en changeant de marque de cigarettes. J'ai voulu savoir pourquoi, et j'ai tout simplement appelé le fabricant. Il y a six ans, il me fut répondu : « Nous ne mettons que du tabac sans additifs dans nos cigarettes, c'est pourquoi vous fumez moins.

— Et c'est pourquoi je tousse ?

— Oui, car nous n'ajoutons pas d'aspartame.

« — Dans les autres marques, il y en a ?

— La plupart du temps les fabricants ajoutent un produit antitussif. Avant on mettait du sucre, vous savez…

— Mais alors si vos cigarettes ne rendent addict qu'à la nicotine, vous vendez moins de cigarettes ! Quel est votre intérêt ?

— Nous vendons des cigarettes à ceux qui ne veulent fumer que du tabac… »

C'est ainsi, tout « bêtement », que je me suis plongée dans un étrange thriller à rebours, avec quelques intimidations à la clef. Le résultat est une clarification sur l'aspartame et ses effets. Ce livre « partageur » s'est construit selon quatre axes : l'histoire de l'E951 ; les produits qui en contiennent ; les édulcorants nocifs pour la santé ; la réponse citoyenne à un vieux scandale politico-scientifique resté dans l'ombre des lobbies.

Mon livre s'adresse à celles et ceux qui veulent des informations non ténébreuses, non simplistes, ou qui recherchent la source d'une maladie « sans cause » apparente pour eux ou leurs proches.

Bienvenue au fond des coulisses de la chimie mondiale.

Historique

1 - Des vieux édulcorants à l'aspartame : un marqueur du temps made in USA

Il faut étudier toutes les facettes de l'aspartame pour comprendre la globalité sanitaire et alimentaire mondiale car l'histoire de l'aspartame est emblématique, tentaculaire. Elle est de l'ordre du progrès superflu, voire dangereux…

Après des centaines de milliers d'années d'une nutrition naturelle, non cuite, puis cuite, mitonnée et assaisonnée et même gastronomique, l'Homme est brusquement passé à la cuisine industrielle et chimique. Il ne sait plus guère ce qu'il mange ou boit. Ses papilles gustatives sont bernées en permanence. Des privations de la Seconde Guerre mondiale à l'exubérance de la malbouffe, l'aspartame au goût sucré est devenu une des réponses au surpoids. Le progrès porte ainsi plusieurs masques alimentaires pour une nutrition dite allégée mais qui pèse lourd sur la santé. C'est ainsi que l'histoire de l'aspartame commence avant même sa découverte

La saccharine, mise au point en 1879 de façon accidentelle, connut un succès phénoménal avant et pendant la pénurie de la Seconde Guerre mondiale. Les granulés solubles étaient fabriqués aux États-Unis par Monsanto. En 1953, on y ajouta du cyclamate pour les gâteaux et les boissons, cela coûtait dix fois moins cher que d'utiliser du sucre véritable. En 1969, la FDA (Food Drug Administration) déclara que la saccharine pouvait provoquer des tumeurs de la vessie chez les rats de laboratoire, et il fallut le signaler aux consommateurs en écriture en pattes de mouche sur les emballages rose bonbon. Reconnue comme cancérigène, la bonne vieille saccharine passa de mode au moment où l'on mangeait de façon hypercalorique. En plein boom des sodas, le marché exigeait un ersatz de sucre, blanc comme neige. L'aspartame sembla tomber du ciel pour épauler la saccharine (toujours référencée sous l'appellation E954). Il fut également découvert accidentellement au laboratoire G. D. Searle, basé à Chicago. De nouvelles perspectives prirent des allures de jackpot et de poule aux œufs d'or. En décembre 1965, un des ingénieurs chimistes, James M. Schlatter[1] travaillait sur un médicament contre l'ulcère de l'estomac, s'escrimant à découvrir un inhibiteur à la sécrétion d'une hormone gastro-intestinale. Ce détail indique que le « ver » entra dans le fruit avant commercialisation, car l'hormone en question est celle qui indique au cerveau l'impression de satiété ; restreindre cette hormone provoque l'inverse : l'appétit ! Comme dans un conte de fées scientifique, la mixture qui avait jailli d'une éprouvette se retrouva donc à un moment sur les doigts de James Schlatter sous forme de poudre. Il goûta machinalement les particules synthétisées, blanches et acaloriques : elles avaient un goût sucré. Le chercheur avait fortuitement recristallisé l'aspartame, mais la molécule ne pouvait encore être répliquée à l'infini par l'industrie chimique, industrielle, pharmaceutique et alimentaire. Avant de s'enrichir, le laboratoire Searle devait d'abord démontrer l'innocuité de son nouveau produit, au demeurant soudain non médicamenteux !

Au printemps 1967, malgré l'épée de Damoclès qu'est la protection du consommateur, l'avenir semblait brillant pour le vieux laboratoire Searle créé en 1888. Il venait de déposer le brevet de sa substance « miracle », et s'apprêtait à réaliser des tests avant l'approbation nécessaire par la FDA, pour son utilisation sèche.

Pour démarrer une étude interne sur les effets de l'aspartame, Searle choisit le célèbre Dr Harry A. Waisman, de l'université du Wisconsin. En 1969, l'expert testa l'aspartame dans le lait donné à des bébés singes. Dans son expérimentation, sur les onze petits macaques rhésus, un mourut, cinq autres eurent de très sérieux problèmes, attaques cardiaques et crises d'épilepsie en particulier.

---

1. Recherches menées avec les docteurs Robert Mazer, Arthur Goldkamp et Patricia James.

Waisman travailla en toute intégrité. Ses écrits stipulaient que la phénylalanine de synthèse contenue dans le produit pouvait produire des dommages cérébraux sur les jeunes primates. Il voulut vérifier par de nouvelles recherches qui commencèrent exactement le 15 janvier 1971. Malencontreusement, à 58 ans, il mourut lors d'une intervention chirurgicale. Pour être précis, et selon le docteur et nutritionniste Janet Starr Hull, Waisman mourut lors d'un accident de voiture. L'étude se termina un mois après son décès. Searle la soumit le 10 octobre 1972 à la FDA. Tout semble indiquer que les résultats déposés furent à l'opposé des convictions de Waisman, chercheur et pédiatre, pionnier en soins donnés aux enfants souffrants d'une maladie génétique appelée phénylcétonurie[2]. C'est en tant que biochimiste qu'il avait déjà proscrit la phénylalanine (acide aminé présent dans les protéines) dans l'alimentation de ses jeunes malades, et ce, dix ans avant la découverte de l'aspartame. Il avait décrit les risques dans *Désordres métaboliques et retards mentaux dus aux acides aminés*. Mais après son décès, Searle « oublia » ses analyses. Ensuite, on accusa Searle d'avoir déclaré que les dépouilles des bébés singes ne pouvaient être autopsiées, préférant rendre un autre rapport sur des hamsters. L'indépendance de vue du chercheur décédé fut contrée par le US Department of Health Education and Welfare, au motif de recherches incomplètes. Cet argument agit souvent comme une fin de non-recevoir… Une nouvelle étude devait donc s'étaler sur cent quatre semaines, mais elle ne put être poursuivie, car 30 % des cobayes moururent au bout de quarante semaines. Selon Searle,

---

2. On connaît la phénylcétonurie depuis 1934 grâce au pugnace médecin d'Oslo, Asbjørn Følling. Cette maladie tire son nom de l'acide aminé phénylalanine et de *urie* (élimination d'une substance par les urines). Il existe 20 acides aminés, or il existe une maladie génétique rare liée à l'un d'entre eux qui provoque un trouble du métabolisme de la phénylalanine et qui est responsable d'arriération mentale. Le foie des enfants souffrant de phénylcétonurie ne transforme plus les excès de phénylalanine en tyrosine. (La tyrosine joue un rôle fondamental dans la gestion de l'activité physique et mentale de l'organisme.) L'acide phénylpyruvique est une cétone. C'est elle qui est responsable de l'odeur caractéristique et également du nom donné à la maladie. Le fameux test de Guthrie permet de savoir si un nouveau-né est atteint par la maladie. Pour mémoire, les acides aminés sont : alanine, arginine, asparagine, aspartate, cystéine, glutamate, glutamine, glycine, histidine, isoleucine, leucine, lysine, méthionine, phénylalanine proline, sérine, thréonine, tryptophane, tyrosine et valine.

1 - Des vieux édulcorants à l'aspartame : un marqueur du temps made in USA

l'aspartame n'était pas à mettre en cause. Le marché du « zéro calorie » était sur sa ligne de départ, attendant le feu vert de la FDA, pour édulcorer une planète de cafés, desserts, bonbons, boissons et médicaments. Les enjeux commerciaux étaient si colossaux qu'ils poussèrent à certains dénis qui sont encore aujourd'hui à l'origine du phénomène de yoyo médiatique des POUR et des CONTRE l'aspartame.

Pour imposer un nouveau produit, il faut provoquer la confiance des agences de santé et des consommateurs. En décembre 1970, Searle élabora une stratégie pour faire accepter sa « recette édulcorante », en symbiose avec des officines fédérales et celles du Congrès. D'anciens mémos internes indiquent l'art et la manière de faire barrage aux concurrents de l'aspartame. Lors d'une réunion chez Searle, des fonctionnaires de la FDA étaient présents. Extrait :

« La philosophie de base de notre approche de la nourriture et des médicaments est d'essayer de leur faire dire : "Oui". Pour faire classer les choses, nous allons d'abord demander si nous nous mettons d'accord sur ceux dont nous aimerions obtenir un "oui"… Nous devons créer une atmosphère positive. Ce serait bien si nous pouvions trouver des personnes impliquées pour ces faveurs. Cela aiderait aussi à les mettre en esprit subconscient de participation. »

Pour contrer le doute, il fallait provoquer une forme de croyance. L'aspartame serait le « sauveur » présent et à venir. Alexander Schmidt, le commissaire de la FDA de 1972 à 1976, estima qu'à première vue l'aspartame était un produit sûr et sans danger, que des acides aminés ne pouvaient nuire à personne, surtout en faibles quantités. On aurait préféré que ce ne soit pas « à première vue ». Car dès le printemps 1971, le neurologue John Olney, un des pionniers du glutamate et qui l'avait fait retirer de la nourriture pour bébés, indiqua à Searle que l'aspartame créait des trous dans les cerveaux de souriceaux. Un chercheur de Searle confirma.

En février 1973, la société avait déjà dépensé des millions de dollars pour prouver l'innocuité de son produit. Le laboratoire Searle reporta la mise sur le marché de l'aspartame, pour être « absolument certain » de faire les choses dans les règles avant commercialisation. Un mois plus tard, un des chercheurs de Searle affirma qu'aucune information ne pouvait évoquer la toxicité du produit, qu'en toute certitude, l'aspartame était sain, mais que d'autres tests cliniques seraient quand même nécessaires…

En mai 1973, le juge Turner qui avait fait retirer les glutamates du marché, rencontra les représentants de Searle ainsi que des membres du cabinet d'avocats Sidley & Austin, de Chicago, et discuta des travaux du Dr Olney.

En juillet 1974, la FDA accepta l'utilisation restreinte d'aspartame dans la nourriture, mais resta prudente quant à la cuisson.

En août 1974, James S. Turner[3] et John Olney s'opposèrent à sa mise sur le marché.

En 1975, Adrian Gross, vétérinaire à la FDA voulut faire une nouvelle investigation sur les animaux de laboratoire de Searle. Il reprit les travaux du Dr Waisman sur la toxicité liée à la phénylalanine. Richard Merrill, chef du contentieux (*Chief Counsel*) de la FDA demanda au procureur de Chicago, Samuel Skinner, d'ouvrir une enquête devant un grand jury. Le 5 décembre 1975, le docteur John Olney et l'avocat James Turner renonçaient à leur droit à une audience après que la FDA et le laboratoire G. D. Searle avaient décidé de tenir un conseil d'enquête publique, et parce que la FDA avait mis en veilleuse l'approbation de l'aspartame en raison des conclusions préliminaires de son groupe de travail. Trois jours plus tard, les actionnaires déposèrent une poursuite en recours collectif alléguant que G. D. Searle avait dissimulé l'information au public sur la nature et la qualité de la recherche animale en violation du Securities and Exchange Act, une action honorable mais de peu de poids face à la volonté de vendre un produit coûte que coûte. Lors d'audiences au Sénat en janvier et en avril 1976, présidées par le sénateur démocrate Edward Kennedy, le chef enquêteur Brodsky eut beau déclarer que tout était « politisé » et qu'il existait une manipulation des informations, le *light* allait bientôt inonder le marché. En mars 1976, la FDA demanda cependant des détails pour juger si les tests de Searle avaient été manipulés ou non. Les rapporteurs de l'enquête dirent qu'ils n'avaient jamais vu des tests aussi mal ficelés.

---

3. Aujourd'hui, James S. Turner fait la promotion de la stévia et il est consultant pour Kraft Food, Quaker Oats, Hoffmann-Laroche, etc. Il est directeur de la société Swankin & Turner.

Le 10 janvier 1977, la FDA demanda une enquête judiciaire pour données faussées. C'était la première fois que la FDA requérait une investigation criminelle chez un fabricant ! Le 26 janvier, le représentant de Searle commença des négociations avec le juge Samuel Skinner, *attorney* en charge de l'investigation.

Le 8 mars entra en scène une des têtes pensantes de l'entreprise familiale Searle : Donald Rumsfeld. Searle et Jannotta lui avaient offert la présidence du groupe. Rumsfeld se mit aussitôt à l'ouvrage au cœur de Washington.

En juillet 1977, David Kessler devenait le patron de la FDA.

En août, le rapport Bressler tombait. Ce vétéran de la Seconde Guerre mondiale avait réalisé une compilation des différentes investigations de la FDA et indiquait que sur 196 rats de laboratoire, 98 étaient morts, que des animaux avaient été rapportés vivants puis morts, notés à nouveau vivants : totalement surréaliste ! Certaines autopsies avaient été réalisées un an après le décès des animaux sacrifiés. Des erreurs étaient brocardées, confirmant des irrégularités. Les premières recherches de Waisman restèrent au placard. Brodsky préféra partir à la retraite, déclarant : « L'enquête a donné les mauvaises réponses aux mauvaises questions… Ils n'ont même pas laissé les experts répondre aux questions. »

G.D. Searle put enfin investir 19,7 millions de dollars dans une usine de production. Après l'audit de Bressler, Skinner, le juge de l'Illinois, se sentit soudain moins investi…

Le 8 décembre 1977, l'investigation fut abandonnée et l'on conserva l'utilisation de l'aspartame dans l'alimentation, sans restriction. Lorsque le Dr Betty Martini interrogea Jerome Bressler en 2002, ce dernier lui fit part de la corruption induite et signala que la FDA avait fait disparaître son dossier ! Mort en 2011, il eut le temps de déclarer :

« Quand la FDA retapa mon rapport, ils l'ont censuré à plus de 20 % et enlevé la couverture avec les deux souris qu'il fallait voir, et tout ce qui touche aux excitotoxines[4]. Il faut rencontrer H. J. Roberts et Russell Blaylock pour comprendre que l'aspartame tue. »

---

4. Qui excitent les neurones jusqu'à provoquer leur mort.

Avant de poursuivre, il faut comprendre ce qu'est l'excitotoxicité, mot savant mais qui recouvre une réalité : il s'agit d'un processus pathologique d'altération et de destruction neuronale par hyperactivation, et ce, via l'acide glutamique par exemple, ou via tous les excitateurs neurotransmetteurs qui activent des récepteurs, qui excitent à leur tour les neurones. Cela semble complexe, mais notre corps l'est encore plus ! Or que trouve-t-on parmi les excitotoxines ? Les glutamates, le NMDA (N-méthyl-D-aspartate) et l'acide kaïnique (celui-ci est présent dans des algues et ressemble au glutamate, il est utilisé comme antiépileptique en médecine). En trop grande concentration, ce qui est excitotoxique peut attaquer les structures cellulaires qui se dégradent jusqu'à l'ADN... Or ce mécanisme est incriminé dans un certain nombre de maladies neurologiques et neurodégénératives, comme la sclérose latérale amyotrophique, la maladie de Parkinson, les AVC, Alzheimer. D'autres pathologies comme l'hypoglycémie ou l'état de mal épileptique peuvent être observées. John Olney avait constaté des problèmes rétiniens dès 1969. Mais que reste-t-il du débat concernant le phénomène d'excitotoxicité relatif à l'aspartame ? Les experts des « pour » et des « contre » s'écharpent toujours sans se mettre d'accord.

Avant d'étudier l'aspartame, il faut avoir une idée que 40 % de sa composition est métabolisée en acide aspartique : une excitotoxine. Comme l'aspartame est rapidement absorbé, et à l'inverse de l'acide aspartique contenu dans les protéines alimentaires, l'E951 peut provoquer des pics de concentration d'aspartate dans le plasma sanguin. Ce faux sucre que nous absorbons à travers des milliers de produits a-t-il franchi les barrières des instances de protection de notre santé sans que personne s'en inquiète ? Oui, car la pression d'experts motivés reprit après le coup de colère de la FDA, quelques sursauts de moralité fendillèrent bien la citadelle du nouveau faux sucre, puis la justice choisit une indolente lenteur. Reprenons la chronologie qui préside à ce grand flou... Le juge Samuel Skinner remercié par Jimmy Carter, William Conlon hérita du dossier. Or, dès janvier 1979, Conlon avait rejoint les avocats de la firme Searle : Sidley & Austin, de Chicago, un des plus vieux cabinets juridiques au monde.

Le 1er juillet 1979, la FDA demanda une enquête au sujet du fabricant du NutraSweet.

Le 30 septembre 1980, la conclusion du rapport fut *no approved pending*, autrement dit, pas d'accord pour une mise sur le marché. D'autres investigations furent demandées, en particulier sur les tumeurs cérébrales. La conclusion fut sévère : « Le rapport (de Searle) n'a pas présenté assez de preuves raisonnables et certaines que l'aspartame est inoffensif comme additif alimentaire. »

C'était un retour à la case départ. L'E951 n'aurait jamais dû être produit. Mais une élection allait totalement changer la donne. Ronald Reagan, élu président, prit Donald Rumsfeld dans son équipe. Jere E. Goyan viré de la FDA[5], c'est Arthur Hull Hayes Jr. qui prit la présidence. On prolongea le feuilleton de l'aspartame et une toute nouvelle équipe d'enquêteurs se reforma.

En mai 1981 : trois des six scientifiques de la FDA devaient s'occuper des fameuses tumeurs du cerveau dues à l'aspartame, ce furent les docteurs Robert Condon, Satya Dubey et Douglas Park qui s'opposèrent à la mise sur le marché du NutraSweet car les tests leur semblaient incapables de déterminer son innocuité. Mais le Dr Hayes rejeta les résultats de sa propre équipe. En juillet 1981, il assura que les tests étaient favorables et approuva la commercialisation du NutraSweet. Après ce tournant majeur et officiel, Searle espéra vivement l'utilisation de l'aspartame dans les produits liquides. Le marché serait gigantesque.

En juillet 1983, la NSDA (National Soft Drink Association) pressa la FDA de donner son accord pour les boissons. Cela semblait totalement impensable car tout bon chimiste savait que l'aspartame, très instable sous forme liquide, se transforme au-delà de 30 °C en dicétopipérazines (DCP ou DKP) et en formaldéhyde, tous deux connus pour leur toxicité. Mais la NSDA et le laboratoire pharmaceutique Searle affirmèrent à nouveau que c'était à 100 % sans risque.

En août 1983, le juge spécialisé dans la consommation, le *Consumer Attorney* Turner et le Dr Woodrow Monte de l'université d'Arizona certifièrent le contraire. General Foods[6] et NutraSweet

---

5. Sa femme, Linda L. Hart, affirme que Donald Rumsfeld aurait dit : « Goyan doit partir » car son mari, le commissaire Goyan refusait d'approuver l'aspartame.

6. General Foods, entreprise américaine créée en 1929 à la suite de la fusion de plusieurs sociétés de l'agroalimentaire, fut présente en France dès 1963. Filiale agroalimentaire de Philip Morris, elle fusionna en 1990 avec Kraft Foods, après le rachat de ce dernier.

venaient de nouer des liens. À la fin de l'année, les producteurs de sodas light reçurent le droit de vendre des boissons à l'aspartame. Dès lors, le consommateur fut informé le moins possible.

Entre 1981 et 1983, le règne de l'aspartame commençait sur des sables encore mouvants. En septembre 1983 Hayes reçut une pluie de rapports contradictoires à la FDA et fin 1984, le CDC (Center for Disease Control) commença à étudier les premières plaintes de consommateurs qui souffraient de symptômes possiblement liés à l'aspartame. Il fallait évaluer le risque de maladies induites…

En 1985, le dossier finit par remonter au Congrès. Le sénateur Howard Metzenbaum, longtemps opposé à l'aspartame, lança alors The Aspartame Safety Act. Il voulait alerter le public et protéger les 100 millions de consommateurs américains. Durant la même année, Monsanto Corporation fit l'acquisition du laboratoire G. D. Searle, tout en y conservant William L. Searle, ancien officier de l'Army Chemical Corps.

Entre 1983 et 1987, les statistiques américaines du National Cancer Institute révélèrent une hausse de 6 % du nombre des tumeurs au cerveau, sans pouvoir leur imputer une cause précise. Avec l'arrivée de nouveaux produits, sont apparus de nouveaux risques non répertoriés. Or l'emballement de la production et celui de la consommation laissent toujours un retard entre l'annonce de troubles de la santé et le lien objectif fait avec leurs causes avérées. Dans l'industrie agroalimentaire, une vague de « E » a déferlé : E236 pour l'acide formique, E621 pour le glutamate monosodique, E951 pour l'aspartame, etc. L'Union européenne en autorise 290, sans compter les 2 300 arômes qui ne font l'objet d'aucune réglementation. Deux fois retoqué, l'E951 guignait un marché mondial, il l'obtint. Concernant le NutraSweet, Robert B. Shapiro, le P.-D.G. de NutraSweet Company déclara au *New York Times* en date du 19 novembre 1989 : « C'est sous la pression pour essayer de développer rapidement le business que nous avons été rudes, arrogants de façon inconsidérée, nous avons échoué. Nous avons changé. » Shapiro est devenu par la suite l'un des patrons de Monsanto. Les fabricants eurent toujours le temps nécessaire pour se retourner, défendus par le fameux cabinet Sidley & Austin qui avait pour clients Monsanto Company et LG Life Sciences. On comptait parmi ses

milliers de collaborateurs, deux avocats qui deviendraient célèbres :
Michelle LaVaughn Robinson (marketing, propriété intellectuelle,
transactions, etc.) et son stagiaire, Barack Obama, qui commença
à y travailler en 1989. Concernant l'aspartame proprement dit, les
années 1980 furent riches en collusions et en tractations.

En 1996, le médecin américain Ralph G. Walton dénonça des
pots-de-vin versés par l'industrie de l'aspartame afin d'étouffer les
méfaits de cet édulcorant.

En 2007, Bressler exerça sa liberté d'informer pour qu'on remette
enfin ce qu'il estimait ne pas être « confidentiel » au grand public.
La réponse de la FDA arriva en 2008, signée par George F. Bailey,
qui ne s'excusait pas d'avoir fait rayer des précisions fondamentales
concernant la toxicité de l'aspartame. Malgré toutes les polémiques
et les tentatives de transparence, la mise sur le marché de l'aspartame
ne fut en fait qu'une affaire de gros sous. Searle, Monsanto,
Ajinomoto, liés à l'aspartame et au marché du light, ont toujours
décidé de son avenir. Ce produit de synthèse n'a cessé d'être présenté
comme la panacée, à tel point qu'aux États-Unis, les boissons
sucrées ont été interdites dans les collèges et universités au profit des
boissons light. Mais y a-til profit pour la santé ? Alexander Schmidt,
celui qui avait gelé l'approbation de l'aspartame et ordonné une
commission d'enquête, Philip Brodsky, et bien d'autres enquêteurs
se sont attaqués à une montagne qui n'accoucha à chaque fois que
d'une souris, même pas de laboratoire… Le mensonge par omission
provoqua des controverses stériles. Ainsi la consommation ne cessa
jamais, malgré la tromperie sur la « marchandise ». Remis à jour
en 2014, le texte officiel[7] de la FDA concernant l'approbation de
l'aspartame reste le même et précise qu'on peut le faire chauffer.
D'entrée de jeu, c'est un aveu de faiblesse de la part d'une institution
censée protéger les consommateurs.

---

7. Voir Annexe 1.

2 - Collusions dès le berceau de l'aspartame

Les atouts de l'aspartame sont avant tout psychologiques dans l'imaginaire des consommateurs et de nombreux médecins si peu formés à la toxicologie : quelques heures sur un cursus complet ! Produit peu cher à fabriquer, on retrouve partout l'E951 dans la vente de masse et pour la masse. Personne n'a prouvé qu'il lutte positivement contre le surpoids et le diabète, au contraire. Or, il se niche dans plus de 6 000 produits : canettes, bouteilles, pastilles, cigarettes, e-cigarettes, yaourts, médicaments.

Sans l'aide de Donald Rumsfeld – l'ancien secrétaire à la Défense –, rien ne serait arrivé aussi aisément. Rumsfeld doit sa fortune aux *revolving doors*, une façon américaine d'ouvrir les portes entre privé et public. À son arrivée aux commandes, le laboratoire G. D. Searle ne parvenait à rien, jusqu'à la démission du procureur Skinner. Sous Reagan, c'est Hayes, l'ancien chercheur du Pentagone qui fut nommé à la FDA et Rumsfeld se targua de veiller à ce que l'aspartame soit approuvé. Il le fut. Quand Hayes démissionna, il se fit embaucher par le cabinet de relations publiques de Searle. Sam Skinner, le « bon » procureur rejoignit le cabinet d'avocats de Searle, avant de devenir le directeur de cabinet de Bush senior. Il se mua en administrateur de plusieurs sociétés pharmaceutiques qui privatisent le patrimoine humain[8]. Le marketing effréné des uns et la fragilité des « chevaliers blancs » de l'autre ont permis l'établissement d'une corruption sournoise. La mollesse d'experts corruptibles,

---

8. Dont *Myriad Genetics* qui a fait scandale en déposant des brevets sur deux gènes humains.

la docilité d'avocats parfois eux-mêmes transfuges scientifiques, permirent des lois taillées sur mesure pour vanter un médicament devenu un additif.

Monsanto a racheté Searle puis a revendu à Ajinomoto la part aspartame. En réalité, chacun reste actionnaire de l'un ou de l'autre partenaire, et l'édulcorant phare change de cache, façon jeu de bonneteau.

Chicago regroupe presque tous les protagonistes de ce thriller : le laboratoire Searle et Donald Rumsfeld, qui y est né, ou Michelle Obama qui y fut avocate. Dans sa campagne « Bougeons » pour lutter contre l'obésité, elle pose derrière un pupitre « *Monsanto Let's Move!* ». Après avoir joué de toute son influence et de sa popularité pour lutter contre l'obésité et créé un jardin bio à la Maison-Blanche, elle avait décidé que les enfants et les étudiants devaient boire du light plutôt que des boissons sucrées. La voir poser sous la bénédiction de Monsanto ne colle pas avec son manifeste de shopping intitulé *Supermarket Shopping 101*, faisant la promotion des aliments organiques et sains. Son ambivalence la fit applaudir l'usage de l'aspartame pour la jeunesse. Beaucoup de parents américains envoyèrent des pétitions à la FDA, sans comprendre que la première dame des États-Unis fasse la part belle aux industries des sodas bourrés d'E951, d'acésulfame-K, de saccharine, de néotame et de sucralose. Des scientifiques américains s'interrogent encore sur son rôle et sa façon d'avoir fait la sourde oreille sur l'impact du light dans le domaine de la santé.

Les docteurs Martini et Hum ont suivi Michelle Obama en 2011, alors qu'elle parlait à Atlanta (patrie de Coca-Cola) de l'obésité des enfants, ignorant l'existence de l'ouvrage du Dr H. J. Roberts, *Aspartame Disease : An Ignored Epidemic* (« La maladie de l'aspartame, une épidémie ignorée »). Or, le Dr Roberts avait envoyé sa sœur Esther Roberts Sokol pour qu'elle présente son livre à l'intéressée. La sécurité la refoula. Michelle Obama reçut cependant une lettre du médecin expliquant la corrélation entre light et obésité. Le Dr Roberts mettait en cause NutraSweet, Equal et tous les *Diet* sodas pour leurs effets notoires sur l'obésité, les maladies neurologiques et les complications psychiatriques qu'il avait rencontrées chez ses jeunes patients. Son expérience allait-elle faire changer d'avis Mme Obama qui venait par son influence de faire imposer les boissons light dans les écoles et les universités ? Non. En 2012, alors classée huitième femme la plus influente, l'opinion de la première dame comptait. *Juris Doctor*, elle avait auparavant travaillé pour des multinationales comme Kraft Foods, PepsiCo, et Coca-Cola, Mais il faut être juste, après ses campagnes *Let's Move!* anti-obésité, Michelle Obama préconisa de boire davantage d'eau dans sa campagne *Drink Up,* encouragée par Nestlé. À la Maison-Blanche, le président Obama a toujours bu beaucoup de *Diet Coke*. Il en boirait toujours, ainsi qu'un ancien président français… Barack Obama a surtout protégé Monsanto par le Monsanto Protection Act[9] dont Hillary Clinton fut une des lobbyistes. Drôle d'impression d'entrevoir les cartes d'un jeu industriel corrupteur des politiques : un *House of Cards* planétaire où les joueurs se connaissent et s'entraident sans qu'on n'en sache rien.

Le docteur H. J. Roberts est mort le 23 février 2013. Celui qui cherchait à convaincre Michelle Obama que l'aspartame pouvait provoquer confusion et perte de mémoire, avait aussi remarqué l'augmentation de cas d'Alzheimer en une sorte de corrélation avec les nouvelles données biochimiques. Il avait mis au point un questionnaire pour que chacun puisse connaître sa propre réactivité à l'aspartame. Malgré l'apathie législative, il provoqua, malgré tout, une prise de conscience quant au droit à la santé. Mais que pouvait-il changer ? Après sa victoire aux élections de 2008, Barack Obama avait mis d'anciens de Monsanto aux postes clefs dans des agences fédérales – de celles qui ont un pouvoir sur les affaires alimentaires comme l'USDA, le ministère de l'Agriculture, ou la FDA. Obama plaça Roger Beachy, un biologiste et ancien directeur du Centre Danforth de Monsanto à la tête du National Institute of Food and Agriculture. Quant à Michael Taylor, une partie de la presse américaine s'en est moquée, le caricaturant ainsi :

« Hé, je suis Michael Taylor, ancien vice-président de Monsanto, on empoisonne tout ce que vous consommez », suivi de : « Hé, je suis Michael Taylor, commissaire à la FDA, je vous protégerai des trous du cul dans mon genre. »

---

9. Source CBS du 28 mars 2013 (journaliste Lindsey Boerma).

Les alertes tombèrent ainsi dans l'oreille de décisionnaires sourds. Des chercheurs ont accusé l'aspartame d'être à l'origine d'une hausse des cas d'autisme[10] aux États-Unis, en vain. Les « Monsantistes » étaient les « sachants » : Tom Vilsack, récompensé par Monsanto pour ses activités dans l'industrie biotechnologique, Islam Siddiqui, un ancien lobbyiste de Monsanto devenu représentant du commerce agricole et des exportations d'OGM. À la tête de l'USAID (Agence des États-Unis pour le développement International), Rajiv Shah, qui travailla précédemment à des postes clef pour la fondation Bill & Melinda Gates. Et là, un bref « arrêt sur image » s'impose : les Gates sont de très gros financiers de la recherche de l'agriculture Monsanto[11], au point que le couple possédait 500 000 actions du groupe en 2010. La puissante industrie chimique a des alliés engagés dans l'humanitaire. Mais Monsanto ne fabrique pas du sucre de canne et ne vend pas des semences non OGM… Les Gates ont un ami commun avec Obama : le milliardaire Warren Buffet qui a pris des actions de Coca-Cola Company en 1998. Buffett commença à en acheter 7 % pour un montant de plus de 1 milliard de dollars. En 2006, il a donné 83 % de sa fortune à la fondation du couple Gates et rejoint son conseil de direction. On ne le voit boire que du Coca Cherry aux extraits végétaux et sans édulcorant. Sur la piste de l'aspartame, nous apprenons surtout que les Gates sont actionnaires de Monsanto, et qu'Hillary Clinton a travaillé pour la firme Rose, comme conseillère légale de Monsanto. Obama nomma Elena Kagan à la Cour suprême des États-Unis. Or, Kagan, une ancienne vice-ministre de la Justice en charge des rapports à la Cour suprême, avait déjà pris la défense de Monsanto dans l'affaire Monsanto contre les semences Geerston. Les plus gros soutiens d'Obama, Bill Gates et George Soros, ont respectivement acheté ensemble 1 400 000

---

10. Un enfant sur 45 en 2014 dans certains États, soit le double qu'entre 2011 et 2013.

11. Interview de Bill Gates sur sa solution OGM pour lutter contre la faim en Afrique (Banane OGM en Ouganda) sur le site bill-gates-gmo-farming-world-hunger-africa-poverty. Le maïs OGM de Monsanto est déjà bien implanté dans le sud-est africain. Avec « Alliance for a green revolution in Africa » (Alliance pour la révolution verte en Afrique) le continent africain est maintenant ouvert aux semences OGM et aux produits chimiques vendus par Monsanto, DuPont et Syngenta : des noms à retenir.

actions de Monsanto en 2010. Le monde politique reste en lien avec l'industrie liée à l'aspartame.

Le sénateur Howard Metzenbaum décrivait la FDA comme l'œuvre « faite main » de l'industrie pharmaceutique : « La position de la FDA ne repose que sur les tests de Searle. Or ces tests sont sous un épais brouillard. » Selon le sénateur, G. D. Searle voulait le marché à tout prix, jusqu'à faire jurer dans le journal de l'AMA (American Medical Association), que l'aspartame était bon pour presque tout le monde. Son témoignage au Sénat en 1985 avait abouti à un maigre amendement : la quantité légale journalière d'aspartame consommable. Ainsi, dès 1985, lobbying et amnésie eurent de beaux jours devant eux dans une « opacité aveuglante », que ce soit les républicains ou les démocrates au pouvoir. Durant l'administration de Clinton, l'ancien vice-président de Monsanto, Michael Taylor, à la direction de la FDA empêcha toute remise en question. Et en février 2013, l'administration Obama favorisa officiellement les boissons light à l'aspartame. Le président Obama réélu, un article américain titra : « *Obama Pushing Aspartame on School Children* ! » Autrement dit, les Obama imposent l'aspartame à l'école. Un lien avec Sidley & Austin aurait-il perduré ? Ce cabinet, en plus de Monsanto Company[12] et de LG Life Sciences, conseille aujourd'hui de grands trusts. Ken Glazer spécialiste des lois antitrusts de Washington après avoir conseillé Coca-Cola travaillait en son sein. Lorsque la marque Coca-Cola voulut racheter un fabricant chinois de jus de fruits (Huiyuan, ayant Danone comme partenaire), et qu'elle s'était vu opposer le refus du ministère chinois du Commerce, ce sont les avocats de Coca-Cola qui réagirent, tous des collaborateurs de Sidley & Austin. C'est chez Sidley & Austin qu'on peut le mieux s'informer sur l'avenir de Monsanto et sur celui de la chimie des édulcorants. Le couple si sympathique des Obama fut-il naïf au point d'avoir voulu imposer des boissons light qui en sont saturées ? En suivant l'aspartame on tombe sur un conflit d'intérêts américano-américain permanent entre industrie et politique au casting surprenant. Pour mieux comprendre à notre

---

12. Depuis le 11 avril 2007 : Sidley & Austin LLP représente Monsanto lié à BASF. Ils collaborent dans le long terme dans la commercialisation de biotechnologies. Bayer est sur les rangs.

échelle, remplaçons les marques américaines par des françaises. Nous serions tous estomaqués de voir aux affaires, non des anciens de l'ENA, mais des représentants de grands trusts, et en majorité d'un seul…

– Dans le rôle du juge à la Cour suprême sous G. W. Bush : Clarence Thomas, ancien avocat de Monsanto.

– Dans le rôle de la secrétaire à l'Agriculture : Ann Veneman, une directrice de Monsanto's Calgene Corporation.

– Dans le rôle du secrétaire à la Défense : Donald Rumsfeld, un des directeurs de Monsanto's Searle Pharmaceuticals.

– Dans le rôle du secrétaire à la Santé : Tommy Thompson, qui reçut 50 000 dollars de Monsanto pour sa campagne de gouverneur du Wisconsin, lié à Philip Morris, expert chez Deloitte.

– Premiers prix ex aequo : espoir masculin du Congrès américain du concours de celui qui a reçu le plus d'argent de Monsanto : Larry Combest, bien impliqué dans le monde agricole, ainsi que le juge John Ashcroft.

N'oublions pas les seconds rôles et retrouvons un ancien interprète de cette farce tragique : Skinner, accusateur puis défenseur de l'aspartame, directeur des opérations de George Bush durant la guerre du Golfe, il dut désamorcer le scandale dit du « syndrome de la guerre du Golfe », provoqué par la consommation de Coca-Cola light, resté pendant des semaines en plein soleil. Clinton en fera son ministre des Transports, Clinton, qui fut particulièrement impliqué dans les démêlés judiciaires de Searle et de Monsanto. Entre-temps, le groupe G.D. Searle est devenu une société qu'on retrouve dans le giron de Pfizer qui est en lien avec Monsanto depuis 1997. Mais Monsanto s'est délesté de la patate chaude qu'est l'aspartame. La fabrication revient à Ajinomoto (40 % du marché). Equal a été vendu à Mérisant[13] qui commercialise Canderel, et NutraSweet Company a été vendu à J. W. Childs. Cet homme consulte

---

13. Merisant détient plus du tiers du marché des édulcorants de table basses calories.

Deloitte & Touche[14] qui défend les intérêts de Kraft Foods et audite la moitié du CAC 40. Si les boissons light et les édulcorants changent de mains en permanence, tout semble scellé dans un même cercle. Bayer et Monsanto sont associés, « mariés » ou non, ils sont « fiancés » depuis longtemps. Quant aux consommateurs crédules, ils sont parfois transformés en cobayes qui s'ignorent. Ils ont des distributeurs de light sur leurs lieux de travail. On leur propose du rêve, ou plutôt des illusions. La marque Coca-Cola associée au vecteur universel qu'est le sport semble promouvoir la santé alors que sucre et aspartame provoquent l'addiction. Les buveurs de light pensent-ils qu'un slogan publicitaire vaut vérité scientifique et principe de précaution ? Un véritable fossé persiste entre industrie noble et industrie cynique, et la loi américaine protège davantage le commerce que le consommateur. Mais les lois européennes ne font pas mieux, le verrouillage est pratiquement le même.

----

14. Deloitte est leader mondial au sein de ce qu'on appelle le *Big Four*. Son chiffre d'affaires atteignait 28,8 milliards de dollars en 2011. C'est le plus grand cabinet d'audit au monde, avec 182 000 employés. Conseiller financier, indicateur de croissance, spécialisé dans le sponsoring et la fiscalité, c'est un cabinet et non une entreprise. Le groupe se nomme aujourd'hui Deloitte Touche Tohmatsu, Tohmatsu étant également le conseil d'Ajinomoto. Son réseau est regroupé au sein d'un *verein* (« club » ou « association ») suisse. En France, Deloitte est le premier cabinet d'audit depuis 2009. Deloitte a publié un chiffre d'affaires au niveau mondial de 38,8 milliards de dollars pour l'exercice cloturé au 31 mai 2017, soit une croissance annuelle de 7, 1 %.

3 - Consommation et enjeux des grands groupes

Pour digérer toutes ces informations, éviter de prendre un cachet d'Alka-Seltzer, il contient de l'aspartame. Quel fabricant n'en utilise pas ? Tout ce qui est annoncé comme sans sucre, contient la plupart du temps des *sweeteners*. Ajinomoto, leader sur le marché de l'aspartame en fabrique, mais les Japonais ne consomment que le produit issu de la stévia. Ajinomoto a acheté la licence à Monsanto en 2000, et ses gains se chiffrent en milliards de dollars. Le géant Kellogg's s'est associé au géant nippon Ajinomoto. Ignorent-ils tous qu'aspartame et glutamate sont de véritables caméléons neurotoxiques ? Ces derniers se fondent dans un paysage alimentaire où personne ne fait la police : « les papiers sont en règle » dans un flou légal bien entretenu. On peut affronter le duo aspartame/glutamate dans certaines céréales du matin sans le savoir et les *believers*, les « croyants » en un produit magique témoignent avec une ferveur quasi religieuse sur les sites dédiés que tout cela est bon pour la santé. Et s'ils grossissent malgré tout, ils s'en prennent à eux-mêmes, et continuent de consommer des produits light.

Est-ce que la vie est belle en Canderel ? Oui, selon l'Autorité européenne de sécurité des aliments (EFSA) qui juge l'aspartame sans risque même pour les femmes enceintes. Les propos angoissants ne seraient que des *hoax* écrits par des cassandres ou des concurrents sucriers mal intentionnés. Les lobbies sont implantés à l'EFSA et le marketing fait le reste, il s'ajuste même aux commandements et préceptes religieux par des Coca aspartamisés hallal et casher. On trouve ces trésors d'adaptation sur le site chinois Alibaba, plus grand site mondial à destination des entreprises, créé par Jack Ma en 1999, également revendeur d'Ajinomoto… Religion ou pas, qui ne veut affiner sa ligne ou lutter contre le diabète s'il en souffre ? Si Canderel conseille l'E951 aux femmes enceintes, il n'y aurait donc pas péril en la demeure humaine… Avaler du C14H18N2O5 – formule chimique de l'aspartame –, ce serait aussi bon que de boire de l'eau de source, hydratante et sans risque ?

À ce stade de l'enquête, on comprend que l'aspartame n'apparaît dans les médias que sous la forme de la pointe d'un iceberg. Médecins, patients, journalistes, simples consommateurs curieux, n'ont pas une base de données suffisante pour réfléchir au « bénéfice/risque » quant à l'utilisation de l'aspartame ou autres édulcorants pour la santé. Les enjeux sont considérables car l'aspartame coûte beaucoup moins cher à fabriquer que le vrai sucre. Non seulement il masque certains goûts et ouvre l'appétit, mais il suscite surtout celui des fabricants…

Préparez vos calculettes… Sachant qu'un kilo de sucre valait environ 3 euros il y a peu, et que le kilo d'aspartame est vendu de 12 à 15 euros le kilo mais qu'il sucre deux cents fois plus et est trois cents fois moins cher que le sucre : calculez la marge bénéficiaire des vendeurs par tonne d'aspartame utilisée.

La stévia vaut environ 250 euros le kilo, elle est donc moins rentable que l'aspartame. La FDA ayant approuvé l'aspartame pour desserts, boissons et cuisson, les « sachants » incitent les consommateurs à faire confiance aux édulcorants, et l'on en trouve d'encore plus puissants comme le néotame et l'advantame, sans que personne s'inquiète. Il n'y a pas que les êtres humains qui consomment de l'aspartame.

En moyenne, 850 000 tonnes par an sont destinées à l'alimentation bovine. C'est ce qu'on appelle la biotechnologie blanche. Craig Petray, le patron de NutraSweet Company affirmait que le substitut *sweetos* faisait faire des économies aux paysans. Sweetos fabrique un *sweetener* pour bétail et le brevet appartient à NutraSweet Company. « Avant, on donnait de la mélasse aux animaux d'élevage industriel, maintenant on donne du néotame pour masquer certains goûts », dixit Mohan Nair, spécialiste des solutions de santé dans l'Oregon, qui affirme que le sweetos[15] en poudre, ou en liquide

---

15. La fabrication est souvent délocalisée. Le partenaire indien qui le fabrique s'appelle EnSigns Health Care Pvt Ltd. On peut facilement en acheter sur Internet pour la pâtisserie…

« est bon pour le bétail qui consomme plus vite ». La presse agricole confirme que le bétail « grossit plus vite... » À l'attention des amateurs de ces édulcorants d'auge et de table, sachez que le super-aspartame E961 est déjà présent dans nos gosiers comme dans le fromage blanc aromatisé au citron vert Carrefour à 0 %. Nous ingurgitons de par le monde des produits qui ne sont pas innocents, mais à notre insu. Ils devraient nous faire maigrir mais engraissent le bétail. Curieux ce E961 développé par Monsanto : il est huit mille fois plus sucrant. Et s'il y a excès de consommation des « E » néfastes, des maladies neurologiques ne seront apparentes que lorsqu'elles seront pratiquement irréversibles. En pénétrant l'univers des enjeux, on comprend que la consommation n'est pas liée à la santé mais aux bénéfices de l'industrie alimentaire et des laboratoires pharmaceutiques ou vétérinaires. Les supermarchés à prix réduits aiment l'aspartame uniquement parce qu'il est rentable. De plus, les industriels de l'agroalimentaire l'utilisent sans toujours le préciser. En France, le groupe Système U semble être le seul à avoir fait marche arrière concernant ses propres produits sans plus d'aspartame. Un site – openfoodfacts –donne la composition complète des produits.

Il faut maintenant savoir qui fabrique et qui utilise l'aspartame. En réalité, c'est un puzzle assez logique... NutraSweet Company, une des divisions de Searle, fait partie de Monsanto lié à Ajinomoto et la boucle mondiale semble bouclée : les fabricants fournissent les mégagroupes de l'alimentaire à profusion.

Nestlé est le premier groupe en volume de vente dans les boissons (Nestea, Aquarel, Perrier). Le slogan du groupe suisse est « *Good food, Good life* » (« bonne nourriture, belle vie ») ; le groupe a racheté la filiale infantile de Pfizer (ex-Searle). Dans son département Nestlé Health Science, Nestlé a changé Dietsource en Sweet n'free et promeut l'aspartame en Inde plus qu'en Europe. Mais le Nestle Pure life Splash vendu aux États-Unis est garanti sans aspartame. Les consommateurs américains n'écouleraient-ils plus aussi docilement les stocks d'E951 ?

Kraft Foods, groupe américain, est le numéro deux mondial de l'alimentaire et de la boisson. Jusqu'en 2007, il s'agissait du consortium Altria, autrefois appelé Philip Morris Corporation... et naturellement on trouve de l'aspartame et de l'acésulfame dans les cigarettes. Kraft Foods Europe regroupe une myriade de marques connues et leurs produits regorgent des deux additifs. 80 % de leurs confiseries sont sans sucre, c'est-à-dire avec édulcorants dont certains n'ont pas besoin d'être signalés.

Walmart est un géant de la distribution qui pèse plus 400 milliards et vend dans ses rayons 35 % de boissons *soft drink* à l'aspartame. Sa filiale britannique s'appelle ASDA, cette dernière refusa de vendre des produits aspartamisés. Cela rendit fou le fabricant japonais Ajinomoto qui, après une procédure jusque devant la Haute Cour britannique, parvint à lui interdire de ne pas vendre de l'aspartame.

General Mills, entreprise américaine et sixième groupe alimentaire mondial, détient un portefeuille de plus de 100 marques, dont beaucoup sont leaders sur leurs marchés et le marché français. Elle cherche à remplacer l'aspartame par le sucralose. Leur Yoplait free est maintenant sans aspartame.

Danone, groupe français, leader mondial dans les produits laitiers s'est lancé dans les yaourts probiotiques à la stévia dès 2006. Mais Danone vend aussi des produits allégés, sauf en aspartame, et en fait la promotion auprès des endocrinologues.

Tous ces grands groupes mondiaux vendent beaucoup d'eaux aromatisées et édulcorées à l'aspartame et à l'acésulfame-K. Ces boissons entretiennent le goût du sucre.

Coca-Cola Company est l'une des plus grandes sociétés mondiales dans les boissons non alcoolisées et son concurrent est PepsiCo. Coca-Cola est connu par 94 % de la population mondiale et ses boissons *low carb* bénéficient d'une des plus grandes publicités planétaires. C'est sans doute la marque la plus connue dans le monde et qui utilise abondamment l'aspartame. Dans des pays d'Amérique du Sud, l'eau qui sert à la fabrication de Coca-Cola manque, et les enfants en bas âge en sont réduits à boire du Coca normal ou light. Or, on peut devenir accro au light. Chez nos voisins britanniques, des millions de livres sterling ont été donnés par Coca-Cola aux chercheurs anglais luttant contre l'obésité, ainsi qu'à l'Institut européen pour l'hydratation (EHI). Shell et Coca se sont associés dans le cadre d'une campagne de prévention de la déshydratation des conducteurs au volant de leur véhicule. Le marché s'agrandit !

Mais que trouve-t-on dans un *Diet Coke* par exemple ? Du caramel E150d au sulfite ammoniacal, du bisphénol A, et du E951. C'est ce même produit, et non la nicotine, qui rend les fumeurs addicts. Le professeur Jean-Pol Tassin, neurobiologiste et directeur de recherches à l'Inserm, l'a démontré sans qu'on en fasse vraiment écho. La chimie alimentaire serait-elle une apprentie sorcière ? Elle demande seulement que les sodas aspartamisés ne soient pas laissés au soleil, c'est pourquoi il est demandé au consommateur de boire très frais, sans autre explication. Les petits groupes industriels n'échappent pas à l'aspartame. Que dit Ricola au sujet de son fameux bonbon aux plantes ?

« Nous utilisons de l'aspartame car il offre un goût très équilibré et qu'il est sans danger pour les dents. Nous sommes convaincus que l'aspartame ne présente aucun danger pour la santé, comme l'attestent les expertises et recommandations d'organismes internationalement reconnus. L'aspartame est sans doute l'édulcorant le mieux étudié, car il est utilisé dans divers produits dans le monde entier. Des organisations internationales indépendantes comme le Comité mixte FAO/OMS d'experts des additifs alimentaires et l'Autorité européenne de sécurité des aliments (EFSA) ont vérifié l'innocuité de l'aspartame et confirmé que sa consommation n'entraîne aucun risque pour l'homme. »

On ne peut être plus rassurant. Mais ces phrases formatées et répétées forment un paravent à la critique. « Restons sereins », comme le disait la directrice Nutrition de Coca-Cola France. Après des études aux États-Unis, et après avoir servi Danone, Coca-Cola Company, Mars/MasterFoods, Mme Maha Tahiri, directrice de la Santé et de la Nutrition pour Bell Institute, travaille aujourd'hui pour General Mills, (en joint-venture avec Nestlé) en tant que vice-présidente. On pouvait la lire dans un « publireportage » attestant dans la presse française, de l'innocuité de l'édulcorant le plus utilisé au monde. La directrice nutrition de Coca-Cola France était sereine. Pour contrer les indécis, elle parlait de deux brochures pour expliquer l'intérêt des boissons light, l'une destinée aux médecins, l'autre aux consommateurs. « Nous exposons le rôle positif que peuvent jouer les boissons light dans le contrôle du poids. Elles participent à l'hydratation en apportant le plaisir du goût sucré, sans les calories. » « Les consommateurs d'édulcorants n'ont pas une alimentation plus sucrée que les autres. » Plus loin elle affirmait que « notre cerveau est capable de distinguer un édulcorant d'une molécule de sucre. » En octobre 2007, cette titulaire d'un doctorat en nutrition humaine s'apprêtait à convaincre les professionnels de santé. À la question le cerveau fait-il la différence entre sucre et faux sucre, on peut être certain d'une chose : tous deux stimulent les circuits de la récompense. La sensation de sucre fait croire au cerveau qu'il va y avoir un agréable apport énergétique. Mais sans ce dernier, quid du désir de calories ? La réponse aujourd'hui est sur le site edulcorants.eu : « le fait de remplacer du sucre par des édulcorants basses calories n'influence pas la sensation de faim. » Cet argument ne démontre rien et l'on reste sur sa faim…

Laboratoires pharmaceutiques et fabricants de produits aspartamisés ont les mêmes défenseurs privés ou étatiques. Ils restent tous sereins car la FDA a toujours pris la défense de l'industrie. Un de ses anciens commissaires, le Dr Herbert Ley avait courageusement déclaré : « La FDA protège les grandes compagnies pharmaceutiques et en est ultérieurement récompensée, et, en utilisant les pouvoirs de police du gouvernement, elle attaque ceux qui menacent les grandes compagnies pharmaceutiques. Les gens pensent que la FDA les protège. C'est faux. Ce que fait la FDA et ce que le public pense qu'elle fait sont aussi différents que le jour et la nuit. »

Comme beaucoup de recherches sont payées par l'industrie, on peut imaginer qu'il faut un courage immense pour contredire les fabricants d'édulcorants et leurs défenseurs. Le marché des édulcorants est mondial et déloyal envers les consommateurs car il repose sur des lois à sa démesure. Or, il n'existe aucune raison valable d'ingérer volontairement de l'aspartame. Ce produit alimentaire engendre un besoin maladif de féculents et fait engraisser. Voilà ce qu'expliquait clairement le Dr Roberts à ses patients, précisant que l'aspartame est particulièrement dangereux pour les diabétiques. En cessant toute consommation d'aspartame, leur perte de poids moyenne fut de 10 kilos par personne. Pourtant les législations américaines et européennes censées protéger la santé, soutiennent que l'aspartame permet de suivre un régime et elles assurent toujours sa non-toxicité.

4 - Législations, lobbies et verrouillages

La législation américaine de la FDA repose sur la vieille tricherie de Searle. L'EFSA, l'entité de contrôle européenne est souveraine et affirme également que l'aspartame est sans risque. Si on ne voit plus guère d'aspartame pur à la vente, c'est parce qu'il a été remplacé par du sucralose ou de l'extrait de stévia. On connaît mal les édulcorants plus puissants comme l'advantame, également approuvé par l'EFSA au pouvoir sucrant trente mille fois supérieur à celui du sucre. Les citoyens consommateurs ne peuvent que constater l'apathie des pouvoirs publics à réellement vouloir vérifier leur innocuité. Que l'aspartame ou ses répliques plus puissantes soient perçus comme inoffensifs ou fatals importe peu aux fabricants. Leur lobby les défend avec des arguments rassurants, souvent fallacieux et parfois grotesques. « Sagesse n'entre pas en âme malveillante et science sans conscience n'est que ruine de l'âme », disait déjà Rabelais, médecin humaniste. Les profiteurs de crédulité n'ont pas à craindre nos lois car aucune *class action* ne se profile, seule arme capable de contraindre l'industrie à un brin d'éthique. L'art des lobbies est de créer l'espérance d'une meilleure forme physique, puis de barrer la route à toute question « inutile ».

Nombre d'experts officiels, directement payés par l'industrie appuient un vieux mensonge, sans sourciller. L' E951 et son cousin l' E969 permettent la gourmandise light, c'est tout ce qu'il faudrait retenir. Et lorsque la presse tente de décortiquer la mystification de façon cyclique, elle est dans l'incapacité d'expliquer les ravages insidieux dus à l'aspartame car les évaluations à charge n'ont pas été retenues… Mais dans un monde de zapping où nombre d'annonceurs utilisent les édulcorants incriminés dans leurs produits, peut-on vraiment approfondir le sujet ?

Depuis bien trente ans, si l'aspartame fait des victimes dans le monde entier, personne ne s'en inquiète véritablement. Il n'y a pas eu d'étude épidémiologique mondiale, alors, tumeurs cérébrales, maladies d'Alzheimer et autres maux ne sont pas comptabilisés comme imputables à la chimie des édulcorants une fois ingérés. Certaines maladies progressent particulièrement là où le light s'implante, mais la Fédération française des diabétiques (FFD) se félicite « que soient enfin levées les controverses sur l'aspartame », lesquelles avaient semé le doute et la méfiance des consommateurs. Depuis que l'EFSA a conclu à l'innocuité de l'aspartame, les risques, tels que cancérogenèse, mutagenèse, altération du système nerveux central, troubles des fonctions cognitives chez l'adulte et chez l'enfant, anomalies du développement fœtal, seraient donc complètement écartés. L'EFSA affirme avoir pris en compte toutes les informations disponibles. Or, il n'y a aucune instance pour vérifier sa bonne foi, car c'est elle l'autorité suprême qui décerne ou non sa « bénédiction » à un produit. Quant aux grandes marques de sodas, elles continuent à parer l'aspartame de ses bienfaits, synonymes de santé et de soin du corps. L'étude réalisée en octobre 2012 par l'Association internationale des fabricants d'édulcorants (ISA) l'a aussi été pour le compte de la Fédération française des diabétiques. C'est ce genre de conflit d'intérêts qui est inacceptable si l'on considère qu'on ne peut être à la fois juge et partie. L'organisation Sweeteners a applaudi après le « verdict » de l'EFSA favorable à une dose Journalière d'aspartame inchangée, en publiant ce texte :

« Bruxelles, le 10 décembre 2013. — L'EFSA, dans un avis scientifique rendu public aujourd'hui et faisant suite à un processus de réévaluation de l'aspartame, entamé en 2011, confirme une nouvelle fois l'innocuité de l'aspartame pour tous, enfants, adultes, femmes enceintes… L'ISA salue une décision qui vient corroborer les conclusions de plus de 600 travaux scientifiques sur quarante ans, conformément au consensus scientifique sur cet édulcorant.

L'aspartame est un ingrédient sûr

Les experts de l'EFSA ont conduit une évaluation scrupuleuse de toutes les données scientifiques disponibles sur l'aspartame et ont conclu ce jour que la consommation d'aspartame est sûre pour tous.

L'EFSA précise dans son communiqué de presse : "Les experts du groupe ANS ont pris en compte toutes les informations disponibles et, après une analyse approfondie, ils ont conclu que la dose journalière acceptable de 40 mg/kg de poids corporel/jour constituait une protection adéquate pour la population générale." L'avis indique clairement que les produits de la dégradation de l'aspartame (phénylalanine, méthanol et acide aspartique) sont aussi naturellement présents dans d'autres aliments (le méthanol, par exemple, se retrouve dans des fruits et des légumes).

"Dans ce débat plus idéologique que scientifique, les conclusions sans réserve rendues aujourd'hui par l'EFSA sur l'aspartame vont rassurer les Français qui se posaient des questions sur le sujet", souligne le Dr Hervé Nordmann, président du comité scientifique d'ISA France.

"La santé des consommateurs a toujours été une priorité pour les industriels membres de l'ISA", ajoute ce dernier. »

Chaque mot compte. Et l'enquête devrait s'arrêter là. Or reprenons les éléments de langage : le méthanol de décomposition se trouve effectivement dans les fruits, mais qui va ingurgiter la peau d'une banane pourrie ? Rappelons que le méthanol est le poison qui provoquait autrefois la cécité ou la mort chez certains alcooliques. Il est considéré comme un poison cumulatif à cause de son faible degré d'élimination. Il s'oxyde en formaldéhyde et en acide formique. Le célèbre docteur Nordmann cité plus haut doit le savoir, même s'il est rémunéré par les fabricants d'aspartame. Au moment de sa déclaration, il travaillait pour Industry Council for Development (ICD) et Ajinomoto. Dans un dossier « Aspartame, des études controversées », il déclarait que « l'aspartame pourrait résoudre de nombreux problèmes de santé » en signant Dr Hervé Nordmann, responsable du comité aspartame de l'Association internationale des édulcorants. On le retrouvait au cœur d'encarts publicitaires et dans l'organigramme de certains lobbies. Présent chez ICD, il y représentait l'industrie et non la médecine vétérinaire ou humaine.

Or, ICD est en lien avec la FAO, l'organisation des Nations unies pour l'alimentation et l'agriculture. ICD se présente comme une entreprise privée sans but lucratif mais dont les représentants appartiennent tous à l'industrie des édulcorants. Leur porte-parole, le Dr Nordmann a écrit *Avec ou sans*, un livre publié en 2014 aux éditions du Cherche midi, dont le bandeau est « Enfin la vérité sur l'aspartame ». Pour l'auteur, ce sont « procès en infamie » qui sont faits à ce brave aspartame par les lobbies sucriers, les médias et les réseaux sociaux. À ce stade de l'enquête, il est bon de rappeler l'article 13 du Code de déontologie médicale : « Lorsqu'un médecin participe à une action d'information du public, il doit ne faire état que de données confirmées, faire preuve de prudence et avoir le souci des répercussions de ses propos auprès du public. »

Il est en de même pour la déontologie que doivent respecter les journalistes. La Charte d'éthique professionnelle des journalistes se prononce pour que « Le droit du public à une information de qualité, complète, libre, indépendante et pluraliste, rappelé dans la Déclaration des droits de l'homme et la Constitution française, guide le journaliste dans l'exercice de sa mission. Cette responsabilité vis-à-vis du citoyen prime sur toute autre. »

Or la presse spécialisée[16] choisit le plus souvent des titres rassurants sur l'aspartame et il est difficile au commun des mortels de faire face à une rhétorique bien huilée. Le toxicologue Gérard Pascal, expert en culture alimentaire et qui eut des responsabilités dans l'enseignement et la recherche à l'INRA, se méfie quant à lui de la « désinformation », mais de celle des « non sachants » : « Pourquoi affoler les populations ? » déclarait-il à Ouest-France en 2011 en parlant de l'aspartame. Est-ce un hasard, s'il reçut le prix de la Recherche en nutrition de l'Association Ajinomoto en 2006 ? Une chose est sûre, il fut président du conseil scientifique de l'Agence française de sécurité sanitaire des aliments (AFSSA) de 1999 à 2002 et il présidait le conseil scientifique quand l'agence fut saisie pour réévaluer les risques de l'aspartame, après la publication

---

16. Exemples : *Le Quotidien du médecin* : « L'aspartame n'est pas dangereux, confirme l'Agence européenne » ; site Internet Doctissimo : « Aspartame : après réévaluation, l'EFSA conclut à l'absence de risque ».

d'une étude établissant des liens entre consommation et cancer du cerveau. Dans un rapport officiel en date du 7 mai 2002, l'AFSSA blanchissait l'aspartame. Finalement, pourquoi s'inquiéter et affoler les populations, puisque les « sachants » nous l'affirment : ils veillent sur notre santé. Il faut alors se poser la question : et si le lobby du faux sucre était sincère ? Et si les additifs et les édulcorants n'étaient pas dangereux ? On pourrait alors penser que les lobbies jouent parfaitement leur rôle de pourvoyeurs de produits sains par l'inter-médiaire de scientifiques impartiaux, scrupuleux et pédagogues. Pour l'instant, le lobby du light peut pousser à la consommation sans crainte d'être épinglé. Mais mangerions-nous volontairement un produit qui, une fois ingéré, deviendrait de l'acide formique et s'attaquerait à notre matière grise ? Pour faire le tri entre le vrai et le faux, il faut s'attaquer à des transversales de haute technicité ; mais avant que la vérité scientifique éclaire nos choix, des torrents de *sweet light* auront fait des ravages chez certains d'entre nous. En réalité, lâchetés et collusions masquent toujours le fond du sujet. La FDA a été la première à avoir été manipulée. Enquêteur à la FDA, Arthur M. Evangelista[17] s'en inquiéta, déclarant qu'à cause de l'aspartame des fonctions cérébrales étaient altérées, des lésions nerveuses, et des complications systémiques d'organes apparaissaient, mais que c'est la cupidité qui l'emporta. Selon ses dires, il n'était pas question de science responsable, mais de bénéfices et de pouvoir :

« Comme un Américain qui fait confiance au système que nous avons tous créé, comme un Américain qui travaillait pour celui-ci, il m'a mis en colère ! La santé publique a pris une banquette arrière, celle de la cupidité. La cupidité, c'est le "moteur" qui perpétue cette épidémie : la collusion de notre gouvernement avec l'influence d'un conglomérat multinational. G. D. Searle a approché le Dr Harry Waisman, biochimiste, professeur de pédiatrie, directeur de l'université du Wisconsin, Joseph P. Kennedy Jr., un expert reconnu pour ses connaissances sur la toxicité de la phénylalanine et sur la déficience mentale, afin qu'il mène une étude sur les effets de

---

17. James Bowen et Arthur M. Evangelista, « Brain Cell Damage from amino acid isolates : A primary concern from aspartam-based products and artificial sweetening agents », 6 mai 2002, à lire sur le site http://www.qualityassurance.synthasite.com

4 - Législations, lobbies et verrouillages

l'aspartame sur les primates. L'étude a été lancée le 15 janvier 1970 et a pris fin le ou vers le 25 avril 1971. Le Dr Waisman est décédé inopinément en mars 1971 [...] Les résultats réels ont été cachés à la FDA [...] G. D. Searle a nié avoir connaissance de l'implication ou de l'initiation, de la conception ou de l'exécution de l'étude [...] Un certain nombre de fausses déclarations ont été faites par G. D. Searle [...] »

La falsification première fut américaine et elle a contaminé le monde. La scientifique Betty Martini écrivit à ce sujet une lettre ouverte à M. Jeffrey Moon, de l'Autorité européenne de sécurité des aliments, pour faire suite à l'avis de L'EFSA. Elle accuse l'industrie des édulcorants d'accord illicite avec l'EFSA ! Sa lettre résume les interrogations sur les verrous qui empêchent une véritable transparence[18]. Les appels à la prudence sont mondiaux, mais les lobbies se moquent des enquêtes qui ne leur sont pas favorables. On peut voir à l'œuvre l'ILSI[19] branche Europe protéger ses produits. Cette organisation a été créée par des membres appartenant à la chimie, l'agroalimentaire, et certains laboratoires pharmaceutiques. Or, l'ILSI est en lien direct avec l'EFSA dont le rôle est de juger de la nocivité ou de l'innocuité des produits de consommation. L'International Life Sciences Institute est une pièce essentielle du puzzle. Cet institut commença par étudier en 1978 la caféine comme additif alimentaire. Ses membres universitaires travaillent

---

18. Voir Annexe 2.

19. L'International Life Sciences Institute (ILSI) a été créé en 1978 à l'initiative de grands groupes agroalimentaires américains comme Heinz, Procter & Gamble, General Foods et Kraft Foods. Ce groupe de lobbyistes fut au départ largement contrôlé par Coca-Cola. À partir de 1991, l'ILSI fut dirigé par Alex Malaspina, l'un des vice-présidents de la multinationale d'Atlanta. Les sources de financement de l'ILSI se sont ensuite diversifiées entre les principales multinationales de l'agroalimentaire (Coca-Cola, Danone, Kraft Foods, Ajinomoto (leader mondial des additifs alimentaires), de la chimie (BASF, Dow Chemicals, DuPont...), des pesticides et OGM (Monsanto, Bayer CropScience, Syngenta...), des détergents (Procter & Gamble, Unilever), du médicament (Pfizer, Merck...), et même du pétrole (Exxon Mobil). (Source : Rapport annuel ILSI 2011). Mis à part l'Antarctique, tous les continents hébergent une branche de l'ILSI, dont le siège se trouve à Washington. On y retrouve les fabricants ou utilisateurs d'aspartame. Les membres de l'ILSI appartiennent aussi au monde des biotechnologies et des industries connexes, dont la cosmétique. Son bureau européen a ouvert à Bruxelles en 1986.

sur des thèmes précis : les aliments fonctionnels et l'obésité. L'ISLI, présent dans le monde entier, étudie entre autres : les mérites et doses acceptables pour les additifs et pesticides en Europe ; le sucré et la satiété, comparaison avec ou sans les édulcorants basse calorie ; les édulcorants chez les enfants pour lutter contre l'obésité ; les édulcorants pour les régimes des adultes ; les récepteurs du « sucré » et les circuits cérébraux ; la prévention des caries ; les risques de l'utilisation des plantes dans l'agroalimentaire (Natural Toxin Task Force of ILSI Europe), etc.

Lorsque l'aspartame fut mis en circulation, les marchands de light n'ont cessé de parler de ses capacités quasi magiques à faire perdre du poids. Pour inciter les femmes à fumer, les cigarettiers ne leur disaient-ils pas que Slim (« mince » en anglais), marque de cigarettes dédiées aux femmes, les feraient mincir ?! Pas faux, mais le tabac provoque aussi le cancer des poumons… Et tant pis si aujourd'hui l'aspartame ruine à bas bruit les assurances maladie.

Quand Monsanto fit l'acquisition de G. D. Searle, il sépara Searle Pharmaceuticals et NutraSweet Company et abandonna les simples colibacilles qui produisaient l'aspartame pour des *Escherichia coli* boostées : des E. coli OGM plus grosses et plus productives. La poudre issue de la dessiccation de ces bactéries fécales bovines génétiquement modifiées est appelée « meurtrier silencieux » par ses pourfendeurs. Provoque-t-elle le *Classic Methanol Neural Tube Defect* (« effet nocif du méthanol sur les neurones ») ? Là n'est pas encore la question. La loi permet la vente d'aspartame et les industriels verdissent leur image pour qu'on ne les soupçonne en rien. Ainsi AminoSweet chante ses propres « mérites ». En produisant de l'aspartame plutôt que du sucre, cette société défend la Nature, arguant que la fabrication d'édulcorants évite le gaspillage de millions de mètres cubes d'eau, contrairement à la fabrication de sucre de canne par exemple : du vrai *green washing* appuyant le marketing. Quant à la santé, cela ne se voit guère lorsqu'elle est « gaspillée »… Lorsque les assurances s'attaqueront au sujet, on y verra plus clair. En attendant, les lobbies offrent des bourses pour améliorer leur image, ficellent les études de nombreux chercheurs et ne cessent de peaufiner leur image auprès des milieux médicaux.

L'ILSI le serine, les suiveurs l'affirment : on peut absorber un kilo d'aspartame par an et boire des dizaines de canettes light par jour... Des scientifiques affirment qu'un homme pesant 80 kilos peut ingurgiter chaque jour 400 mg de saccharine, 560 mg de cyclamate, 1 200 mg d'acésulfame-K et 3 200 mg d'aspartame sans risque pour sa santé. On aimerait les voir à l'œuvre... Les lobbyistes de l'aspartame font faire des conférences non à des commerciaux, mais à des toxicologues pour le clamer. Mme Bernadene Magnuson est un exemple de casting industriel « parfait ». Et voici comment Coca-Cola la présente : « Des millions de gens de par le monde consomment régulièrement de la nourriture et des boissons à l'aspartame qu'ils adorent, certains depuis plus de trente ans. Certains demandent plus d'informations. Est-ce que cela augmente l'appétit par exemple... Pour clarifier de façon scientifique le Coca-Cola Beverage Institute For Health & Wellness a demandé à l'experte en toxicologie, la très réputée Dr Bernadene Magnuson de partager avec les professionnels de santé, ce qu'ils doivent savoir lorsque des consommateurs d'aspartame leur posent des questions. »

Entre 2008 et 2009, Mme Magnuson, universitaire spécialisée en nanotechnologies dans l'alimentation animale, donnait de nombreuses conférences. Lors d'un séminaire à Auckland, dont le thème était « Aspartame, faits et fiction »[20], à la question embarrassante : l'aspartame est-il sans danger pour la femme enceinte, elle a répondu : « Il n'est pas dangereux ni pour les femmes enceintes ou allaitantes ni pour les enfants. De plus, il est très bon pour lutter contre l'obésité. » À la question précise de savoir ce qu'il en reste dans le sang, elle répondit : « Il y a bien plus de danger à manger une banane contenant du méthanol. » Décidément, la banane a bon dos ! Selon le Dr Bernadene Magnuson, les boissons à l'aspartame laissent moins de trace d'acide aspartique, de phénylalanine et de méthanol dans le sang qu'une banane, qu'une tomate, ou qu'un *smoothie*. L'interview de cette consultante vaut d'être écoutée en son entier. Malgré de rares auditions sérieusement

---

20. « Aspartame, facts and fiction'seminars held in Auckland and Wellington, featuring Canadian toxicologist, Dr Bernadene Magnuson and Foundation Secretary, nutritionist, Nikki Hart ». En partenariat avec Coca-Cola et Network Communications. Nikki Hart fait la promotion de *Diet Coke* en tant que nutritionniste. Interview en vidéo du Dr. Magnuson sur aspartame.net. Mme Magnuson fait partie aujourd'hui de Global Stevia Institute (GSI) et, sur le site de Coca-Cola 2017, elle répond à toutes vos questions.

organisées pour entendre les anti-aspartame, l'industrie se défend via ce genre de consultante. Personne ne lui réplique, ne serait-ce qu'au sujet de l'acide aspartique qui participe à la gluconéogenèse, mais qu'on sait être un neurotransmetteur excitant du cerveau, qui active les récepteurs du glutamate. L'acide D-aspartique, ainsi que son sel, le D-aspartate de sodium, ont de plus des propriétés anabolisantes... Mais, ô étonnement, ô stupéfaction, l'EFSA a utilisé des arguments du docteur Magnuson, avocate de Coca-Cola, également membre du groupe Burdock[21] et d'un groupe d'experts, financé par Ajinomoto en 2007... Ce qu'il fallait démontrer l'est : certains experts sont ouvertement payés par les fabricants. On appelle cela du pantouflage ou de la paresse intellectuelle. Quant au groupe Burdock auquel appartient Mme Magnuson, il publie une foule de rapports que l'EFSA utilise à son tour. En matière de cancérogenèse par exemple, le choix a été fait d'une étude partielle négative de 1981 d'Hiroji Ishii, menée par le laboratoire d'Ajinomoto, portant sur le cancer du cerveau, qui réfute trois études menées par l'institut italien Ramazzini auquel s'attaque d'ailleurs le Dr Magnuson. L'EFSA a préféré consulter le groupe Burdock, regroupement d'avocats et d'experts, plutôt que des instituts indépendants. Ainsi les *believers* peuvent dormir tranquilles... Ce que souhaite le consommateur, c'est pouvoir comparer différents avis par lui-même, mais il ignore tout ou presque du sujet. Autrefois par exemple, pour une tonne d'antibiotique, il fallait 900 kilos de sucre utilisé comme conservateur, aujourd'hui il suffit de 15 kilos d'aspartame. C'est tellement rentable que 100 % des études industrielles sont favorables à l'aspartame mélangé ou non à d'autres substances. Ce marché décide donc seul et tourne le dos aux résultats contradictoires qui exposent les effets de l'aspartame : en particulier les malformations cérébrales du nourrisson, l'autisme, les troubles métaboliques et effets neurologiques à des doses correspondant à celles auxquelles la population humaine est exposée.

---

21. Ce groupe prépare les dossiers que la FDA doit viser, par exemple l'attribution des GRAS (*Generally Recognized As Safe*). Lire le témoignage d'Adrian Chang qui précise que 56 des 90 études opposées à l'aspartame n'ont pas été citées par Ajinomoto dans le rapport remis au groupe Burdock. Pour connaître la réponse de Mme Magnuson, lire son article, « Carcinogenicity of Aspartame in Rats Not Proven », sur le site de Environmental Health Perspectives.

L'aspartame sous toutes ses formes, inonde les marchés à l'échelle mondiale. Il se vend, se recommande « pour une vie meilleure », une « nutrition clinique sans problème ». On pousse ainsi les consommateurs à croire en un Père Noël industriel et en une mère médecine protectrice. À peu de frais, on leur fait avaler tous les édulcorants de la terre et ensuite des médicaments onéreux en cas de problème qui en contiennent parfois aussi… Bien des fibromyalgies, maladies auto-immunes et neurodégénératives, sont sans doute liées à la chimie des édulcorants. Les maladies émergentes ont des origines multifactorielles, mais personne n'ose poser la question : et l'aspartame dans tout ça ?

5 - LES RAISONS D'UN SILENCE PERSISTANT

« Nous ne connaissons a priori des choses, que ce nous y mettons nous-mêmes. » Cette phrase d'Emmanuel Kant illustre que sans l'étude des ramifications entre industrie, politique et santé publique, on ne peut cerner l'aspartame.

Bien des personnalités connues[22] aux États-Unis ont travaillé pour Monsanto et l'administration fédérale. Certaines d'entre elles se sont battues pour la vérité avant de retourner leur veste. Si on ne prend que Monsanto, ce groupe sait museler par le « don », en finançant par exemple l'Association américaine des diabétiques, l'Association diététique américaine et la Conférence du collège américain des médecins… En 2016, sa contribution aux campagnes électorales frôlait les 80 % en faveur des républicains et dépassait les 20 % pour les démocrates. Ses généreuses tenailles s'étendent au monde. Le mécénat et des lois permissives bornent le périmètre d'accès au véritable sujet. Le commerce de l'aspartame profite à tant d'industries que les scientifiques intègres sembler prêcher dans le désert. Ce qui semble fou, c'est que la FDA ne trouve toujours aucun inconvénient à cuire l'aspartame pour la pâtisserie et qu'elle a même approuvé début 2013 l'aspartame

---

22. David Beier, William Conlon, Sam Skinner, Robert Fraley, Michael A. Friedman, Marcia Hale, Arthur Hull Hayes, Jonh L. Henshaw, Rob Horsch, Michael Kantor, Gwendolyn S. King, Richard J. Mahoney, Margaret Miller, George Poste, William D. Ruckelhaus, Donald Rumsfeld, Suzanne Sechen, Robert B. Shapiro, Islam Siddiqui, Michael Taylor, Charles Thomas, Clerance Thomas, Anne Veneman, Jack Watson, Seth Waxman, Virginia Weldon, Rufus Yerxa, etc.

dans le lait pour bébé, sans aucune mention obligatoire ! Or, la phénylalanine peut entraîner une arriération mentale chez les bébés souffrant de phénylcétonurie. Une pétition adressée à la FDA s'en est inquiétée…

Deux tiers de la population américaine ingurgitent de l'aspartame, dont 40 % d'enfants. Le surpoids n'est pas lié aux 3 700 calories/jour en moyenne, il est lié à autre chose, car sinon, les Italiens, les Français, seraient aussi obèses que les Américains. Cela indique que les Européens ont sans doute une meilleure hygiène de vie, qu'ils marchent plus et ont une alimentation plus variée, mais que partout les publicités mentent quand elles affirment que le light permet de mincir ou de garder la ligne sans parler des risques à long terme. Le silence s'éternise, sans doute parce que l'aspartame est considéré comme un additif alimentaire sans danger et non un médicament, et parce que les médecins ne le considèrent pas comme une drogue, un poison, ou même un produit allergisant, mais une béquille anticalories… Pourtant l'aspartame fait grossir, devraient se dire les diabétologues s'ils étudiaient les courbes mondiales de l'obésité. Près de 100 millions de Chinois sont devenus obèses car ils ont changé leur façon de s'alimenter… Le pourcentage d'obèses dans le monde suit peu ou prou la consommation du light. Si certains médecins appellent cela un « Médiator alimentaire », les lobbies agissent à Bruxelles, dans les Parlements des pays membres de l'Union européenne, pour éteindre le feu des questions. Ils n'ont rien à craindre du côté des agences de sécurité alimentaire. L'Agence européenne de sécurité des aliments (AESA), basée à Parme, conseille l'EFSA et se base sur une littérature scientifique industrielle. Plusieurs membres de son conseil d'administration, du conseil scientifique et des panels d'experts pour les additifs alimentaires sont accusés d'avoir des conflits d'intérêts avec l'industrie à cause de leurs relations avec l'ILSI. L'AESA qui devrait éclairer l'EFSA a écarté des productions scientifiques indépendantes au motif de critères controversés[23]. Sans

---

23. En décembre 2011, anticipant un rapport préjugé accablant de la Cour des comptes européenne sur ses pratiques, et mise sous pression par le Parlement européen, l'AESA aurait redéfini sa politique d'indépendance, notamment en ce qui concerne les fondements scientifiques de ses décisions et les conflits d'intérêts qu'ils soient scientifiques, politiques, économiques ou religieux.

une instance internationale totalement indépendante, des millions de jeunes deviendront obèses et le *sweet light* aura renforcé leur appétence aux édulcorants. Petite explication : si le pancréas après trop de sucre ingéré procure la satiété, les édulcorants ne provoquent aucun écœurement après un gavage au light. La publicité s'est même insidieusement introduite dans nos manuels scolaires français. (139 marques dont 7 de boissons). Danone, Kellogs, Nestlé font même leur pub dans certaines classes en primaire[24]. Sans se gêner, des marques offrent leurs boissons jusque dans les universités, et l'on appelle cela du partenariat. Or, des chercheurs américains affirment que des grenouilles ingérant de l'aspartame sombrent dans la confusion et sont victimes d'empoisonnement au méthanol. D'autre part, la phénylalanine dérivée de l'aspartame diminue la sérotonine et peut provoquer des épisodes bipolaires et des tendances au suicide et à la dépression, disent-ils, mais il y a peu d'études au sujet des jeunes « aspartamisés ». Les instances protectrices installent un flou qui permet le mutisme.

En 2009, l'EFSA avait réaffirmé qu'« il n'y avait aucune raison de réviser la dose journalière acceptable précédemment établie pour l'aspartame », se taisant sur les risques cérébraux. Mais en 2011, elle déclara au Parlement européen qu'elle n'avait jamais eu les fameuses études sous les yeux ! L'industrie les lui ayant fournies n'avait pas ou plus les études industrielles en sa possession non plus. L'EFSA écrivit cependant : « À la suite d'évaluations approfondies de sa sécurité, l'aspartame a été considéré comme sûr pour la consommation humaine. » Cela s'appelle noyer le poisson ou mettre la poussière sous le tapis ! Les rares opposants n'ont pas fait le poids. Pourquoi ?

L'EFSA est dirigée par un conseil d'administration qui doit être nommé conjointement par les États membres de l'Union et le Parlement européen. En réalité, les membres sont « choisis » sur une liste restreinte de candidats, à la suite d'un appel public à manifestation d'intérêt. Quatre des 14 membres du conseil d'administration doivent « avoir une expérience au sein d'organisations représentant les intérêts des consommateurs et d'autres intérêts dans la chaîne

---

24. Voir les travaux de Paul Ariès, politologue, université Lyon II.

alimentaire », ce qui n'est pas le cas puisque selon l'EFSA elle-même, deux de ces quatre experts viennent de l'industrie[25].

Diana Banati qui a siégé au conseil d'administration de l'ILSI en a démissionné après la polémique sur ses liens avec l'industrie. Milan Kovas, membre du conseil d'administration de l'EFSA était membre de l'ILSI, Jiri Ruprich, de l'Institut Danone…

Et qui, pour les tests toxicologiques préalables ? Une toxicologue de l'EFSA, également consultante pour l'industrie alimentaire, membre de l'ILSI. La boucle est bouclée de l'intérieur, en toute opacité. Des experts s'infiltrent aisément et proposent les services de l'industrie jusqu'à ce que cet entrisme devienne trop voyant. La présidente qui fut vice-présidente du groupe d'experts, Mme Ivonne Rietjens, a reçu de l'argent pour son laboratoire de la part de Nestlé depuis 2005, ainsi que de l'Organisation internationale du goût (IOFI) depuis 2010. Elle a également travaillé pour BASF. Elle a été membre de la Flavour Extract Manufacturers Association dont Coca-Cola et Pepsi-Cola sont des membres très actifs, et elle a aussi travaillé avec l'ILSI pour redéfinir les procédures d'évaluation du risque pour la nourriture et les produits chimiques. Cela va au-delà de l'expertise, du copinage, cela reflète une collusion dont voici la définition : « Entente secrète entre deux ou plusieurs personnes pour agir en fraudant les droits d'un tiers, et qui est réprimée par la loi. »

Mais cette loi n'est pas appliquée. Le compatriote néerlandais de Mme Rietjens, rapporteur du groupe Gerrit Speijers, a été consultant pour Danone et pour PepsiCo International depuis 2010, et il a aussi travaillé avec l'ILSI Europe.

L'Autrichien Jürgen Köning a été consultant pour Danone. Le Belge Paul Tobback a été membre du comité scientifique du lobby industriel belge depuis 2001 et pour la chaîne Carrefour. L'Irlandaise Iona Pratt a travaillé avec l'ILSI. L'homme d'affaires britannique John Gilbert et le scientifique français Jean-Charles Leblanc ont tous les deux été des conseillers de l'ILSI ou ont travaillé pour l'ISLI. Le

---

25. Au moment de cette enquête, il s'agissait de Matthias Horst, directeur de la Fédération allemande des boissons et de l'alimentaire, et de Piet Vanthemsche, qui dirige le syndicat flamand des agriculteurs industriels et occupe un poste de direction dans l'Agri Investment Fund, et détient des parts dans 19 entreprises liées à l'agro-industrie.

professeur de toxicologie Dominique Parent-Massin a travaillé comme consultante pour Coca-Cola en 2009, ainsi que pour Ajinomoto. En mars 2011, elle a déclaré des liens financiers avec Ajinomoto qui ont été considérés comme un conflit d'intérêts par l'EFSA.

Quand une partie des experts a été renouvelée en 2011, deux des cinq nouveaux experts, Ricaro Crebelli et Ursula Gundert-Remy ont oublié de faire référence à leurs jobs de consultants pour l'ILSI (le groupe de travail de l'ILSI était dirigé par un employé de Monsanto et comprenait des employés de Cargill, Bayer et Syngenta.)

Quant au président Harry Kuiper[26], il a joué un rôle actif dans l'ILSI pendant au moins une décennie. Il est président du groupe d'experts sur les OGM de l'EFSA depuis 2003.

Joe Perry, ancien vice-président du groupe sur les OGM, a été rémunéré par un sous-traitant de BASF, Bayer, Monsanto et Syngenta[27]. Jusqu'à 2006, Perry était chercheur pour un institut privé sponsorisé par Syngenta, Bayer, DuPont et Dow AgroSciences.

Jeremy Sweet, au nom prédestiné, ancien vice-président du groupe sur les OGM, a reçu des financements de la part de Monsanto, Bayer et BASF en 2006. Il a aussi fait des séminaires au Japon et en Corée pour l'ILSI. Depuis 1995, il est membre de la British Crop Protection Association, un lobby de l'industrie des biotechnologies. Joachim Schiemann[28], membre du groupe OGM et du Public Research and Regulation Initiative – un groupe de pression industriel qui cherche à assouplir la législation sur la protection de l'environnement –, lui, a été viré de l'EFSA.

Jean-Michel Wal a reçu des financements de Nestlé et a fait partie d'un groupe de travail de l'ILSI. Il était aussi membre de l'Institut français pour la nutrition.

Detlef Bartsch était consultant pour Monsanto. Il a rédigé un article avec des employés de Monsanto, Dupont, Syngenta, BASF avec ses collègues du groupe d'experts OGM.

---

26. Kuiper a changé sa déclaration d'intérêt de l'EFSA pour en exclure ses connexions avec l'ILSI les plus récentes.

27. On retrouve Syngenta dans la fondation Gates s'agissant du projet « Svalbard Global Seed Vaul » (« La réserve mondiale des semences »), banque génétique créée en 1984.

28. Biographie sur https://www.testbiotech.org/sites/default/files/Testbiotech_Schlecht_Beraten_3.pdf

Jozsef Kiss a vu son laboratoire financé par Pioneer Hi-Bred dans le but de tester l'impact environnemental du maïs OGM.

Patrick du Jardin a été un consultant rémunéré par Monsanto en 2006.

Howard Davies est un chercheur sur les pommes de terre OGM, et son institut a été financé par Monsanto pour introduire les pommes de terre OGM au Kenya. Il a aussi eu des contrats externes avec BASF et Bayer, et a fait des conférences pour l'ILSI.

Quant au groupe de travail de l'EFSA sur « Le seuil de préoccupation toxicologique », 10 de ses 13 membres sont en conflit d'intérêts, selon le Pesticide Action Network. Étrangement, il a été mis en place à l'initiative de sa présidente, Susan Barlow, consultante anglaise pour l'industrie chimique, qui avait des clients tels que l'ILSI, Pfizer ou PepsiCo. Tous les groupes d'experts sont touchés. L'EFSA ne semble pas crédible pour nous parler de l'aspartame... C'est un univers qui vit en huis clos quasi permanent et qui réunit des personnes souvent liées à un ou plusieurs industriels interdépendants. Où peut se nicher une recherche impartiale sur les effets du E951, et comment de rares experts intègres peuvent-ils avoir autorité, prisonniers d'un tel maillage créé par des lobbies ? Le rapport conjoint de Corporate Europe Observatory et d'Europe Open Source montre que « la plupart des études de l'industrie utilisées dans le processus de réglementation ne sont pas évaluées par des pairs ou publiées. Elles entrent dans la catégorie de la "littérature grise", des documents dont la fiabilité reste inconnue. »

Il est clair que l'EFSA est plus qu'en lien avec les industriels. Or toutes les institutions régulatrices ont pratiquement les mêmes experts que les lobbies et n'ont que faire des demandes de transparence[29]. L'EFSA a nié avec véhémence les accusations dont elle a été la cible, en particulier d'être infiltrée. Sa directrice exécutive, Catherine Geslain-Lanéelle, avait déclaré que les rapports contenaient des « erreurs factuelles » et « induisaient le public en erreur au sujet de l'EFSA ». Défense faiblarde, mais Mme Geslain-Lanaéelle, nommée

---

29. Kartika Liotard, l'eurodéputée responsable de la liaison entre l'EFSA et le Parlement, a réclamé maintes fois de nouvelles recherches ou l'utilisation d'autres recherches depuis des années, sans résultat.

directrice générale des politiques agricoles, agroalimentaires et des territoires n'eut bientôt plus à s'en expliquer[30]. Dans son CV officiel dans le gouvernement Hollande, son passage à l'EFSA ne fut pas mentionné. Cette instance ressemble à un tremplin ou à un club privé mais pas à une organisation exemplaire. Lors d'une plainte sur le fait que deux nouveaux experts avaient omis de déclarer des liens avec l'ILSI, l'EFSA avait déclaré : « Conformément à la politique de l'EFSA sur les déclarations d'intérêt, les experts n'étaient pas tenus de déclarer ces activités car elles ne sont pas liées au domaine d'activité de leur panel scientifique. » Un article du *Monde* a critiqué l'EFSA et ses intrications à travers des révélations de José Bové : « La présidente du conseil d'administration de l'Autorité européenne de sécurité des aliments est aussi membre du conseil d'administration d'une association regroupant les plus grandes entreprises de l'agro-industrie. Telle est la révélation faite par José Bové, député européen (Europe Écologie), lors d'une conférence de presse, à Bruxelles, mercredi 29 septembre 2010. Les documents présentés font apparaître que Diana Banati, la présidente du conseil d'administration, a dissimulé qu'elle appartenait aussi au conseil d'administration d'ILSI Europe (International Life Sciences Institute), instance dans laquelle elle côtoie des représentants de dix grandes entreprises comme Kraft Foods, Nestlé ou Danone. »

Dans un communiqué de presse du même jour, José Bové demandait la démission de Mme Diana Banati qui, depuis, a quitté l'EFSA pour conflits d'intérêts, et qui n'a eu aucun problème à se recaser. Au cœur de cet enchevêtrement entre industries et EFSA, le Pr Erik Millstone du Freeman Center dans le Sussex, a parlé, fin décembre 2013, d'inconséquence concernant les panels choisis par l'EFSA dans sa réévaluation de l'aspartame en tant qu'additif alimentaire. Il s'interrogea sur la crédibilité d'arguments scientifiques, alors que la plupart des avis négatifs n'étaient pas pris en compte. Il fit état de 15 études, dont trois étaient alarmantes quant

---

30. La directrice exécutive s'en expliquait et déclarait pourtant dans un article du *Monde* de janvier 2012 : « Je le dis avec force, l'EFSA n'est pas infiltrée par l'industrie. » L'Autorité européenne de sécurité des aliments s'était vu reprocher un manque de transparence et des liens entre experts et industrie. Jusqu'ici directrice générale de le DGPE, Catherine Geslain-Lanéelle a été nommée en 2017 directrice du cabinet de Jacques Mézard, ministre de la Cohésion des territoires.

au taux de mortalité des rats de laboratoires. Des feuilles concernant la cécité des cobayes n'ont pas été retenues. Le Pr Millstone envoya le rapport Bressler et sa propre investigation. Un document du *Wall Street Journal* que l'on peut consulter sur Internet[31] nous remet en perspective les intérêts en jeu. Il y eut bien une investigation criminelle contre NutraSweet, et la société Searle avait effectivement falsifié les résultats. Alors EFSA, FDA même combat ? Ces organismes s'adjoignent l'ILSI qui nie être un groupe de pression[32]. Quant à l'IFN (Institut français pour la nutrition), c'est un lobby qui a pour adhérents : l'Association nationale des industries alimentaires, le Centre d'études et de documentation du sucre, la Fédération nationale des industries de corps gras, et des multinationales comme Coca-Cola France, Danone, Kraft Foods, Kellogg's France, Nestlé ou Unilever. Mais pas d'inquiétude côté médical si le light fait prendre du poids, les régimes pour diabétiques sont mieux supportés avec des édulcorants explique le Dr Pierre Azam : « Plus nous disposons d'outils qui permettent d'améliorer la qualité de vie, plus il est facile de faire passer nos messages de respect des règles hygiéno-diététiques. » Son étude, « Les diabétiques et les édulcorants », écrite pour l'AFD et ISA États-Unis (Association internationale pour les édulcorants) a été réalisé du 12 au 21 octobre 2012 auprès de 506 diabétiques représentatifs (types 1 et 2[33]) de 15 ans et plus. Le nutritionniste Pierre Azam a fondé une association pour lutter contre l'obésité : l'Observatoire de l'obésité (OBOBS) et il affirme que l'aspartame

---

31. *Wall Street Journal* du 7 février 1986 : « On apprend que deux anciens procureurs qui enquêtaient contre Searle ont été interrogés comme témoins par Andy Pasztor et Joe Davidson à Washington : ce sont deux avocats gouvernementaux qui sont décidés à attaquer le fabricant de NutraSweet, accusé d'avoir falsifié les résultats de tests durant l'investigation criminelle et l'investigation des sénateurs à charge. »

32. Il a pour membres actuels : Bayer, Coca-Cola, Danone, Kellogg's, Kraft Foods, Monsanto, Pepsi, Unilever, BASF, Cargill, Ferrero, Nestlé, Red Bull, Procter & Gamble, L'Oréal, Bio Mérieux, Brystol Myers Squibb, Exxon Mobil, Eli Lilly, Merck & Co, Novartis, Sanofi Aventis… Au conseil d'administration, on retrouve le président de Coca-Cola Europe, des médecins de Kraft Foods, Sanofi Aventis, Monsanto, Syngenta, Danone, Nestlé, et quelques universitaires.

33. Le diabète de type 1 est inhérent à la personne qui souffre d'un diabète souvent héréditaire, le diabète de type 2 est lié à une mauvaise alimentation, un manque d'activité physique.

est une arme thérapeutique[34] pour gérer le diabète. Et comment lutte-t-il contre l'obésité ? Via l'Association internationale pour les édulcorants. Or, c'est par le relais de tels médecins que l'aspartame est considéré comme approprié ; alors on est amené à se demander pourquoi même des diabétologues ignorent l'objet de cette enquête : le light fait grossir ! Des patients sont grugés par les spécialistes de leur maladie, et les batailles d'experts deviennent une aubaine pour le marché de l'édulcorant, car elles traînent en longueur. Comme l'obésité gagne du terrain de façon exponentielle, l'industrie du médicament suivra… Les instances de protection de la santé devraient être exemplaires et ne pas couvrir de telles aberrations. La dernière directrice choisie pour la FDA par le président Obama avait été le Dr Margaret Ann Hamburg, de Chicago, qui déclara vouloir enfin bannir la *shadow industry* (« l'industrie de l'ombre »), mais il semble qu'elle n'ait rien fait pour bannir l'aspartame. Le Dr Roberts lui avait également écrit, précisant qu'il était préoccupé de longue date par « les effets négatifs et puissants de l'aspartame chimique présent dans de nombreux produits "sans sucre" et consommés par la moitié de la population ». Ce thérapeute sans attache avec aucune entreprise était clair : « L'ampleur de ce problème est surprenante. Mes propres données englobent l'étude de 1 400 personnes qui ont souffert de graves désordres qui peuvent être directement attribués à l'usage de ces produits. Presque tous les cas sont détaillés dans les 1 000 pages de mon livre *Aspartame Disease : An Ignored Epidemic.* Une brochure accompagne cette épidémie ignorée, et d'autres livres sont listés sur le site de mon éditeur Sunshine Sentinel Press Inc. Des révélations sur d'autres complications induites par l'aspartame sont découvertes chaque semaine. »

Le Dr Roberts ne fut pas entendu. Les Don Quichotte de la santé ne font pas le poids face à des vieux copinages[35] qui commencent à l'université et deviennent des réseaux gouvernementaux puissants. Lorsque les lobbies approchent facilement des experts de la FDA ou des proches de la Maison-Blanche, l'industrie peut imposer le

---

34. 2012 : *Top santé, Journal des Femmes.* 2013 : *Destination Santé.*
35. L'un de ces réseaux d'étudiants fortunés reste les Skulls and Bones où d'anciens étudiants naviguent aujourd'hui entre politique et industrie.

5 - Les raisons d'un silence persistant

silence autour d'un produit. En France, les lobbyistes contactent nos députés et sénateurs et les industriels tentent de se faire aimer dans une certaine presse pour montrer patte blanche et convaincre des bienfaits de l'E951.

Dans *Marketing Magazine* n° 34 du 1er novembre 1998, la journaliste Valérie Mitteaux avait recueilli les propos du directeur du département « grande consommation » de Monsanto. Il déclarait alors :

« Notre avenir se situe donc dans le domaine de la nutrition. Avec des produits destinés à améliorer le bien-être des gens ou à prévenir des maladies. Notre objectif est de développer des produits qui vont permettre de compenser, de prévenir, l'arrivée de ces maladies liées au patrimoine génétique. Aujourd'hui, on est capable de développer des produits qui luttent contre le cholestérol. »

La journaliste posa alors la question : « Allez-vous innover dans le domaine des édulcorants ? »

« Oui, ils vont changer de packaging. Mais les innovations majeures viendront de nouveaux édulcorants, successeurs de l'aspartame. Notre groupe a notamment découvert une nouvelle molécule : le néotame. Elle doit être lancée aux États-Unis au premier trimestre 1999. Cet édulcorant a un pouvoir sucrant très supérieur à l'aspartame. Il a la particularité de résister à la cuisson. Mais aussi d'être un exhausteur de goût : le goût du produit que vous sucrez – thé, café… – ressort de façon très supérieure à celui d'un café ou d'un thé sucrés à l'aspartame. C'est assez impressionnant. Pour la première fois, le Coca light a un vrai goût de Coca. On retrouve, d'une certaine façon, l'origine naturelle du goût. »

La journaliste demanda ensuite si l'aspartame était définitivement dédiabolisé. La réponse fut : « Les rumeurs négatives persistent. La créativité sur le sujet est importante ! Pour y faire face, nous avons bâti un programme de communication à destination des journalistes spécialisés et du corps médical, expliquant la particularité de la molécule et le fait qu'elle soit parfaitement digérée par l'organisme. Ce programme de communication scientifique nous a permis de convaincre les prescripteurs de son innocuité et des bienfaits du produit. Nous le maintenons vis-à-vis du corps médical car il y a toujours de nouvelles sources de rumeur. »

Pour ce représentant de Monsanto, la chose était sans appel : « Il n'y a pas un produit alimentaire au monde qui ait été plus testé. Plus de 2 000 études ont été menées sur les animaux, l'homme, la femme, les enfants. Elles ont toujours été très positives. L'aspartame ne pose aucun problème. Ce sont deux acides aminés qui sont déjà des constituants naturels de notre alimentation. À la fin d'un repas normal, vous en avez consommé 200 g. Un comprimé de Canderel, c'est 20 mg supplémentaires digérés par votre organisme. Il n'y a aucune trace. Et c'est ce qui a fait son succès dans le monde entier par rapport à la saccharine ou à d'autres édulcorants. »

Le discours était bien rodé, Arnaud Steiger était fier de sa société considérée par lui comme « le Microsoft des biotechnologies » et de son nouveau produit le néotame. Cet édulcorant artificiel E961[36] a été développé par Monsanto en collaboration avec des universités américaines. Il devrait empêcher la production de phénylalanine, ce qui rend donc son ingestion possible chez les personnes souffrant de phénylcétonurie. Ce qui suggère que l'aspartame vendu comme la panacée n'était déjà pas si sain que cela, et que sa sécurité à long terme chez l'homme est peu sûre. Le néotame nous mène à la philosophie qui entoure la fabrication de l'aspartame. En 2013, Monsanto le fit fabriquer chez Senomyx. Senomyx est une des poupées russes de l'histoire qui pousse ses recherches en lien avec Ajinomoto. Cette société se présente comme pionnière en matière de booster de saveurs. PepsiCo a aussi des liens avec cette société de biotechnologie qui a testé des additifs alimentaires dont certaines cellules embryonnaires de reins : les HEK293 (pour *Human Embryonic Kidney cells)* habituellement utilisées dans les vaccins mais qu'on

---

36. Approuvé aux États-Unis en 2002, il ne fut commercialisé au Canada qu'en 2007. José Manuel Barroso a signé sa mise sur le marché fin 2009 pour l'Europe. Selon *Medical Revue* de septembre 2002 l'approbation du néotame est fondée sur les résultats de 113 études non publiées, chez l'animal et chez l'homme, présentées à la FDA. Une étude a montré que la progéniture de rats nourris avec 1000 mg/kg/jour présentait une réduction de l'activité motrice et de la capacité à nager dans un labyrinthe ; mais qu'avec 100 et 300 mg/kg/jour, elle était normale. Deux études sur des rongeurs ont montré une diminution du gain de poids corporel total ne semblant pas être en relation avec la consommation de nourriture. Chez l'homme, des doses de néotame allant jusqu'à environ 90-100 mg/kg/jour pendant 13 semaines n'ont été associées à aucune anomalie clinique.

trouverait dans certaines de leurs boissons. Le seul contrepoids à la chimie alimentaire reste donc la vigilance des consommateurs. « Autrefois » en France, on a bien tenté de taxer l'huile de palme et l'aspartame. En ce qui concerne l'aspartame, une taxe spéciale avait été fixée par les sénateurs à 30 euros par kilo pour 2013. Et qui vit-on arriver sur ses grands chevaux pour la contester ? Le ministre du Budget de l'époque, Jérôme Cahuzac[37], auparavant lié à des laboratoires pharmaceutiques comme Fabre et Lilly (ce dernier étant lui-même en lien avec Monsanto), s'est opposé aux deux taxes, jugeant « qu'elles devaient plutôt figurer dans le projet de budget de la Sécurité sociale ».

L'aspartame mène à tout, à la condition de ne pas en sortir. Prenons l'exemple du japonais Ajinomoto « au goût de futur ». Cette industrie plus que centenaire travailla avec Kellogg's Co et Knorr, s'associa à General Foods, Gervais Danone, puis créa Ajinomoto Eurolysine SAS aux États-Unis (spécialiste en acides aminés et en réduction des coûts pour la nourriture animale). Précisons de nouveau que l'aspartame fait partie de ce marché. Le groupe nippon établit sa coopération avec NutraSweet en Suisse, créa Ajinomoto sweeteners Europe, Ajinex en Indonésie, et en Russie, avec la bénédiction de Vladimir Poutine, Ajinomoto Genetika. Les chercheurs d'Ajinomoto Genetika cherchaient le meilleur moyen de nourrir avant fermentation de vieilles connaissances : les micro-organismes E. Coli. Chez Genetika, on utilise bien des *Escherichia coli*[38], une spécialité de Searle améliorée par Monsanto par des bacilles hémorragiques OGM. En 2010, Ajinomoto Genetika Research Institute (AGRI) vit son chiffre d'affaires en hausse : 14,2 milliards de dollars. Que de connexions insoupçonnées, politiques et scientifiques autour de l'aspartame si microscopique à première vue. Partout et nulle part, ses multiples masques en font un produit difficilement attaquable. Les industriels qui touchent aux édulcorants dissimulent des informations, puis soignent leur image de respectabilité incomprise. Par exemple, Monsanto a donné des fonds au Center for Global

---

37. En comparaison, nous devons à Dominique Strauss-Kahn un veto pour l'achat d'Orangina par Coca-Cola (novembre 1999). Orangina appartient maintenant à un groupe japonais.
38. Bacterial strain of *Escherichia coli* VNII genetika 472T23.

Food Issues de l'Institut Hudson, et que dit son directeur à propos des édulcorants ? Dennis T. Avery se moque des « activistes qui accusent l'aspartame et autres édulcorants non caloriques d'être à l'origine de l'obésité ». Il les appelle des « non-disants » qui ne veulent pas d'un produit pas cher dans leur Coca. Il ajoute qu'« ils attaquent l'aspartame comme dangereux et que de braves gens les croient ». Cet institut de recherches démontre qu'il existe un « entre soi » où l'on finit par croire à ses propres mensonges. En conclusion, implications personnelles, laboratoires indépendants, politiques intègres ne parviennent pas à un changement de cap global. Il faudrait une autorité indépendante pour faire la lumière sur l'industrie du faux sucre. Son silence n'est que la résultante d'une vieille lâcheté ajoutée à la force de frappe des lobbies séducteurs de « spécialistes » vulnérables… Combien d'experts ont succombé ? Quant aux consommateurs, ils préfèrent faire confiance, et on peut les comprendre, mais aux États-Unis, certains se rebiffent et enlèvent le *t* de *Diet*, ce qui donne *Die*[39], pour dire leur mécontentement sur les réseaux sociaux. Pour que la polémique cesse, l'utopie serait d'exiger une enquête épidémiologique comparative et mondiale. Tant que le commerce international dictera ses lois dans nos assiettes et boîtes à pharmacie, il sera difficile de faire marche arrière. Plus de 100 pays ont approuvé l'utilisation alimentaire de l'aspartame et seul le Venezuela refuse de vendre du Coca light… Fumer tue, obligation est faite aux fabricants de le signaler. Mais « aspartamiser » étant légal, de nombreuses maladies non comptabilisées peuvent ainsi intoxiquer en silence. Le verbe « aspartamiser » n'est pas dans le dictionnaire, mais chacun comprendra sa signification.

---

39. *Diet* : « diète » et *die* : « mourir », en anglais.

LES ÉDULCORANTS ET LES CONSOMMATEURS

1 - Les édulcorants dans les aliments et les médicaments

Un milliard d'êtres humains, adultes, personnes âgées, enfants, bébés, à qui s'ajoutent nombre de fœtus, ingèrent des édulcorants. Il y a tant de « E » qu'on s'y perd ! Les édulcorants écrits **en gras** sont ceux dont il faut se méfier pour des raisons médicales qui seront approfondies dans la partie *infra* intitulée « LA SANTÉ ».

En faisant vos courses, en étudiant le contenu de vos placards, boîte à pharmacie et réfrigérateur, vous vous rendrez rapidement compte du nombre de produits édulcorés, aspartamisés, que vous consommez le plus souvent à votre insu.

La numérotation des « E » vous permettra d'entrer dans le monde « merveilleux » de la chimie alimentaire. Il en est des édulcorants comme des champignons : certains sont comestibles, d'autres le sont à petites doses, et les derniers peuvent être mortels pour certaines personnes. En effet, certaines pathologies interdisent formellement l' E951.

E950 acésulfame-K : sel de potassium souvent associé à d'autres édulcorants.

E951 aspartame : édulcorant artificiel créé à partir d'*Escherichia coli* : plaintes déposées pour effets indésirables aux États-Unis contre Searle, puis Monsanto. A maintenant Ajinomoto comme fabricant principal. La FDA et L'EFSA attestent de son innocuité. D'autres études mettent en lumière des risques pour les femmes enceintes, les fœtus, les enfants, les diabétiques et le considèrent comme un promoteur de maladies neurodégénératives.

E952 : acide cyclamique et cyclamates, cyclamate de calcium, cyclamate de potassium, cyclamate de sodium. **Édulcorants artificiels interdits aux États-Unis et au Royaume Uni.**

E953 : isomalt, polyol dérivé du saccharose (molécules de fructose et de glucose).

E954 : saccharine et ses sels : saccharinates de sodium, potassium et calcium. Produit de synthèse via le toluène. Considéré comme cancérigène aux États-Unis. Interdit en France, Allemagne, Espagne, Hongrie, Portugal, Malaisie et Zimbabwe, et comme additif pour boissons en Israël, au Pérou, à Taïwan et aux Fidji.

E955 : sucralose, édulcorant artificiel intense (marques Canderel, Splenda, Aqualoz,) stable à la chaleur contrairement à l'aspartame. Le Comité scientifique de l'alimentation humaine a approuvé son utilisation en 2000, mais d'autres études mettent en lumière certaines pathologies.

E956 : édulcorant de table, dérivé de l'acide aspartique, considéré aux États-Unis comme sans risque toxicologique. Alitame (Pfizer).

E957 : thaumatine, édulcorant intense et naturel issu du fruit Ketemfe : allergies possibles

E958 : acide glycyrrhisique.

E959 : néohespéridine dihydrochalone NHDC.

E960 : glucosides de stéviol.

E961 : néotame : contient de l'acide aspartique et de la phénylalanine.

E962 : sel d'asparatame-acésulfame : édulcorant artificiel réalisé à partir de l'aspartame et de l'acésulfameK admis dès 2000 comme étant sans risque mais doit comporter la mention suivante : « contient une source de phénylalanine » comme pour l'aspartame.

E963 : tagatose : édulcorant naturel issu du lait sans effet nocif. Aucune DJA car sans risque.

E964 : sirop de polyglycitol (polyol).

E965 : maltitol et sirop de maltitol (polyol ou sucre alcool qui remplace le sucre proche du sucre).

E966 : lactitol (polyol laxatif).

E967 : xylitol (extrait de bouleau).

E968 : érythritol : édulcorant naturel qui ne cause pas de carie).

E969 : advantame. Controversé aux États-Unis (produit par Ajinomoto). L'EFSA a donné son accord de mise sur le marché mais « considère qu'une limite maximale de palladium et de platine doit être incluse dans les spécifications du produit ». Il contient de la phénylalanine.

Le suosan apparenté à l'acide aspartique bêta 4, à l'aspartame et à l'alitame, reconnu toxique n'a pas reçu d'attribution de « E ».

E171 : dioxyde de titane est un colorant sous forme de nanoparticules et n'est pas un édulcorant.

E1201 : des médicaments et des cosmétiques contiennent ce polymère vinylique. Il sert à fabriquer du plasma sanguin.

Tous les « E » ne sont pas à mettre dans le même panier. « E » signifie édulcorants, additifs colorants, ou conservateurs. Les « E » recouvrent aussi des exhausteurs de goût, cires et hydrocarbures, gommes et gaz. Chaque « E » joue un rôle. L' E900 (diméthicone) est un antimoussant qu'on trouve dans des boissons, il n'est pas dangereux sauf s'il se trouve en présence d'aldéhyde formique ou de formaldéhyde qu'on trouve dans la décomposition de l'aspartame. Rien que cet E900 est surprenant, on peut y trouver comme résidus : du plomb, de l'arsenic, du mercure, et ce simple additif a été autorisé en 2012 par l'Europe. La liste qui va suivre est non exhaustive. Elle signale des produits contenant de l'aspartame par ordre alphabétique. Il ne s'agit que d'un bref aperçu auquel chacun pourra ajouter de nouveaux noms ou parfois les rayer, car certains industriels préfèrent retirer l'aspartame de leurs fabrications. Mais prenons le premier produit sans sucre de la liste : le yaourt aux fruits Activia 0 %, et découvrons ses composants. En plus du lait écrémé et des fruits : des fructo-oligosaccharides, des épaississants, des arômes, trois édulcorants : E951 (aspartame), E950 (acésulfame-K), E955 (sucralose) ; jus concentré de raisin et deux colorants : E120 (carmin), E160 c (extrait de paprika). Mais que dit la publicité : « Découvrez Activia 0 %, toute l'onctuosité d'Activia et la saveur de ses beaux morceaux de fruits avec désormais 0 % de matières grasses et 0 % de sucres ajoutés. »

Pour sûr, il n'y a pas de sucre ajouté, mais le sucralose est un composé organo-chloré. À haute dose sur des rats de laboratoire, on constate « juste » un élargissement du foie et des reins, une atteinte du système immunitaire, un rapetissement de la rate et du thymus, et pour finir une minéralisation rénale. Ce E955 peut donner naissance à des composés cancérigènes lorsqu'il est exposé à la chaleur et n'est pas intégralement évacué par l'organisme, mais il est autorisé depuis 2005 en Europe. On peut lui ajouter du E951 dont le lobby de l'aspartame souhaiterait retirer la mention qui lui est accolée : « contient une source de phénylalanine ». L'Association interna-tionale pour les édulcorants (AIE ou ISA) continue sa campagne auprès de l'Union européenne... Mais tous les produits contenant de l'aspartame doivent au moins comporter l'avertissement. Cette prévention est obligatoire pour les denrées alimentaires.

Produits alimentaires contenant de l'aspartame
- Activia 0 %
- Actimel
- Airwaves
- Beautifix Oenobiol
- Bières (Kriek)
- Sucreries
- Canada dry
- Canderel et Culinaire Canderel
- Carrefour Stylesse cocktail fruits
- Chambourcy light aux fruits et fromage blanc Light
- Chicklets
- Cigarettes (presque toutes les marques contenants des additifs[40])
- Chocoline
- Clorets sans sucre
- Cherryade
- Coca-Cola light, et sans caféine
- Coca-Cola Zero et *Diet Coke*
- Crèmes glacées (certaines)

---

40. Lire « Le tabac mortel sous toutes ses formes, journée mondiale sans tabac 2006, OMS », pour connaître la liste des ingrédients inattendus : chocolat, acétaldéhyde, réglisse, édulcorants, acroléine ou éthylène aldéhyde, formaldéhyde. L'aldéhyde est un composé de la famille des carbonylés. L'aldéhyde le plus simple est le formaldéhyde ou formol.

- Crème saveur chocolat Gayelord Hausser Minceur – 350 g
- Danacol
- Délice O
- Dentine
- *Diet Coke*
- Cora Harmony
- Dentifrices
- Édulcorants de table
- Édulcorant de table U, 5x100 comprimés (+ acésulfame-K)
- Édulcorants Zoetsof Carrefour 300 pastilles (+ acésulfame-K)
- Fresubin crème hypercalorique[41]
- Eldorado cocktail de fruits light aux édulcorants
- Equal
- Fanta light
- Fisherman
- Flamby
- Freedent
- Frisk haleine fraîche
- Gâteaux
- Gerlinéa substitut de repas
- Haribo Tagada
- Hollywood sans sucre
- Hermesetas gold (granules)
- Instaslim
- Klondike (barres glacées)
- Lipton Ice tea light
- Mentos Gum
- Minci drink poudre
- Minute Maid
- Modifast Muesli Fraises
- Nestea
- Nicorette
- Niquitin 2 mg sans sucre
- Nutrition 400

---

41. Donné en maisons de retraite par la marque Fresenius Kabi spécialisée dans la nutrition clinique et vitale aux diabétiques.

1 - Les édulcorants dans les aliments et les médicaments

- Oasis Zero
- Orangina Light
- Orbit sans sucre
- Pastilles Vichy menthol
- Poulain Ligne Gourmande (retiré de la vente depuis 2014 par Catbury)
- PowerFresh
- Pepsi light
- Pepsi Max
- Red Bull Sugarfree, Red Bull Zero
- Ricola (presque tous)
- Schweppes : l'aspartame du light est remplacé en 2013 par le sucralose.
- 7 Up light
- Slimfast
- Sour Cola Roller
- Splenda
- Steocar
- Sucettes (Chupa Chyps sans sucre)
- Stimorol
- Taillefine Danone
- Via sirop light Fraise
- Vichy pastilles
- Weight Watchers Babeurre acide à la framboise 5 dl
- Wrigleys chewing-gum Doublemint
- Yoplait (Panier fruits en quartiers 0 %)
- Sveltesse (Nestlé)

Etc.

Ce à quoi, il faut ajouter souvent d'autres édulcorants.

L'aspartame n'est pas considéré comme un remède mais on le retrouve comme additif dans 500 médicaments répertoriés dans le Vidal. On l'utilise comme conservateur. Il peut être nocif seul, et dangereux en fonction des maladies soignées.

Listes des médicaments les plus courants contenant de l'aspartame

- **Abilify** (Les risques indiqués sont éloquents : « des précautions sont nécessaires en cas de diabète, d'épilepsie, de maladies cardiaques (infarctus du myocarde ancien ou récent, angine de poitrine, insuffisance cardiaque, troubles du rythme cardiaque…), de tension artérielle anormale, de risque de thrombose, de difficultés à avaler, d'antécédent d'addiction aux jeux d'argent, de démence chez une personne âgée, de phényl-cétonurie (comprimé orodispersible : présence d'aspartame.)
- Advil
- Adiva
- Alka-Seltzer
- Alipuro (bain de bouche)
- Amoxicilline Almus 1 g
- Amoxicilline Biogaran 1 g, Amoxilline Zentiva Lab, Agram Gé.
- Amoxycil/clav[42]
- Aspirine du Rhône
- Augmentin 500 mg, poudre suspension buvable **pour adulte, enfant et nourrisson**
- Brexine sachets granulés
- Berocca effervescent
- Bisolvon
- Brexine
- Buccalsone
- Calcium 600
- Calcium Sandoz
- Cacit Vitamine D3 500 mg/440 UI, comprimé à sucer ou à croquer
- CB 12 (bain de bouche)
- Centrum complément alimentaire, 20 comprimés effervescents, 60 comprimés Centrum Junior (groupe Pfizer)
- **Celance** (Lilly) (**antiparkinsonien, arrêt de la commerciali-sation des sécables en 2011**)

---

42. Ce médicament fait état de précautions à prendre : AMOXICIL/CLAV 1G/125MG ZYD SAC 8. Les indications thérapeutiques s'accompagnent de mises en garde : « à conserver à une température ne dépassant pas 30° C. Ce médicament NE DOIT JAMAIS ÊTRE UTILISÉ en cas d'allergie à l'un des constituants du médicament, et en raison de la présence d'aspartame (E951), ce médicament est contre-indiqué en cas de phénylcétonurie. »

- Célestène 2 mg
- Clamoxyl
- Clavucid sirop 250
- Clozapine tablettes 13,52 mg d'aspartame
- Dafalgan codéiné
- **Diacomit** (ou Stiripentol : **antiépileptique**)
- D. Vital calcium efferdose
- Donepezil Sandoz
- Drill sans sucre
- Eludril
- Fervex enfant et Fervex Phéniramine adulte, sans sucre
- Fixical Vitamine D3 500 mg/400 UI et Calcium Vitamine D3
- Flustimex
- Fluxétine Cristers 20 mg
- Gaviscon,
- Gavisconell à croquer, sans sucre
- Heet
- Imovax Polio (formaldéhyde, produit qu'on retrouve dans Axavim contre l'hépatite A).
- Josacine 1 000 mg
- Klean-Prep
- Laroscorbine 500 mg sans sucre
- Lysomucil effervescent
- MagnéVie B6 express (Sanofi-Aventis signale qu'il ne faut pas mettre ce produit à la chaleur (pas plus de 25°), ni à la lumière).
- Metamucil
- **Methyline** sans sucre effervescent : contre-indication, en cas de phénylcétonurie, en raison de la présence d'aspartame.
- **Motilium** (prescrit pour les nausées de l'enfant), **retiré de la vente depuis le 19 janvier 2012**, mais pas celui sans aspartame. Motilium en granulés effervescents en contient. Il aurait récemment provoqué 150 morts subites qui seraient liées à ce médicament.
- Muco-X 600
- Moviprep
- Mupax, **retiré de la vente depuis le 17 août 2011**
- Naturlax

- Nicogum menthe, sans sucre
- Nicopass eucalyptus et réglisse menthe
- Nicotine Pierre Favre
- Niquitin sans sucre
- Novabritine (Augmentin)
- Nuardin
- Ordipha 500
- Orocal Vitamine D3
- Orochol (Mutachol), vaccin contre le choléra
- Perdolan mono C comprimés et Junior
- Pixidin pastilles
- Prednisolone Mylan
- Questran
- Questran sachets
- Rhinathiol
- Riperdal M Tab à tous les dosages (antipsychotique)
- Romilar
- Singulair
- Soparyx en sachets
- Solupred
- Soparyx
- Stellavit sans sucre
- Steocar calcium
- Structocal Vitamine D3
- Takadol 100 mg (déconseillé aux épileptiques et dépressifs)
- Tagamet
- Transilane sans sucre
- Tilcotil effervescents
- Tylenol
- Totephan en sachets
- **Vimpat** 200 mg et sirop (d'après le Vidal : indiqué en association dans le traitement des crises partielles avec ou sans généralisation secondaire chez l'adulte et l'adolescent (16-18 ans) présentant une épilepsie).
- Vitamines Adiva, Vitame C Upsa
- Vitascorbol sans sucre tamponné
- Vogalib 5mg sans sucre, 7,5mg lyophilisat

- Zantac
- Zofran ou Zophren
- Zomigoro
- Zonegran ou Zonisamide (antiépileptique)
- **Zyprexa** Velotab Lilly[43]

Le problème avec l'aspartame, c'est son interaction périlleuse avec des médicaments comme la Depakine ou le Depakote : des antiépileptiques qui ont tristement fait parler d'eux. Mais comment savoir ce qui est bon, et à quel dosage, pour une personne, et mauvais pour une autre ? L'aspartame interagit avec tous les antidépresseurs et des médicaments comme la Ritaline qu'on donne aux enfants hyperactifs. Ce n'est pas la substance elle-même, mais sa transformation en métabolites[44] dans le corps qui va générer des risques, or les métabolites entraînent des réactions en chaîne dont on ignore la portée.

Est-ce l'aspartame d'une boisson ou d'un médicament qui exacerbe le diabète et s'attaque au cerveau ou plutôt ses métabolites ? Pourquoi le Vidal place-t-il l'aspartame dans les « excipients à effet notoire » ? Tant qu'il n'est pas métamorphosé, l'aspartame semble inoffensif. De quoi est-il composé avant de subir une transformation à la chaleur corporelle ? L'aspartame est composé d'acides aminés, et ce qui pose problème avant même l'apparition des métabolites, ce sont la phénylalanine (50 %), l'acide aspartique (40 %) et le méthanol (10 %).

Rappelons qu'un édulcorant intense n'apporte ni calorie ni nutriment, mais plutôt des inconvénients. Le Dr Oz surnomma les édulcorants des *head-fake foods*, autrement dit des leurres non seulement gustatifs mais cérébraux. Concernant la part édulcorants

---

43. Le laboratoire est plus précis que le Vidal : « Il n'y a pas d'expérience chez l'enfant. ZYPREXA poudre pour solution injectable ne doit pas être utilisé chez l'enfant ou l'adolescent suite à un manque de données concernant la sécurité et l'efficacité. Dans les contre-indications : patient présentant un risque connu de glaucome à angle fermé. Plus loin : exacerbation du diabète… Contient aussi du propylène-glycol. » *Mentions légales complètes ZYPREXA CP, IM et VELOTAB.*

44. On parle de métabolite lorsqu'il s'agit d'un composé stable issu de la transformation biochimique d'une molécule initiale par le métabolisme humain.

et additifs dans le tabac, Stanton Glantz, professeur de médecine et chercheur au Center for Tobacco Control Research and Education, (université de San Francisco), a expliqué le déroulement de la manipulation scientifique concernant ce genre d'ajout dans les cigarettes. Avec trois experts, il a vérifié les conclusions du programme de recherche mené par Philip Morris qui devait prouver l'innocuité des additifs ajoutés à son tabac. À la fin des années 1990, Philip Morris s'inquiétait de la possibilité d'une intrusion dans ses données par la FDA, par anticipation, le cigarettier avait lancé le *Project MIX*, censé évaluer la toxicité additionnelle de 333 des 599 additifs ajoutés au tabac afin de pouvoir attester de l'absence de surtoxicité de ces adjuvants et autres agents de saveur. La conclusion fut : aucun nouvel effet attribuable à ces additifs. Mais selon les découvertes de Stanton Glantz et de son équipe, si l'on s'intéresse à la quantité totale de toxiques produits par la combustion inhalée et non rejetée, plus de 20 % des produits toxiques sont formés par quinze carcinogènes et cytotoxiques connus. Il n'y a pas eu d'étude sur le devenir des édulcorants chauffés à haute température après combustion et inhalation dans le corps des fumeurs. La combustion complète de 0,01 mol[45] d'aspartame conduit à 1,62 g d'eau. Il reste de l'éthanoate d'éthyle, autrement dit un acétate, du dissolvant à vernis et qu'on trouve aussi en faible quantité dans le rhum. Cet ester est considéré comme non dangereux par la FDA, on l'emploie comme agent de saveur ou pour décaféiner le café, mais ceux qui le « sniffent », recherchent une sensation d'enivrement qui peut endommager leur cerveau.

Cela vous donne envie d'arrêter de fumer ? Bien des pastilles ou gommes à mâcher sont pleines d'aspartame. Nicotinell ne s'en cache pas. Le laboratoire Novartis rassure sur son site : « Nicotinell pastilles à sucer contient de l'aspartame (édulcorant) et convient de

---

45. Mol ou mole : unité de comptage. Une mole d'atomes contient environ 6,02214040×10²³ atomes.

1 - Les édulcorants dans les aliments et les médicaments

ce fait aux diabétiques ». Pour la marque Nicorette[46], on trouve bien des choses dans ce substitut tabagique en gomme à mâcher, mais pas d'aspartame. Dans les comprimés à sucer Niquitin, on trouve de l'aspartame, mais la contre-indication est visible pour ceux qui souffrent de phénylcétonurie.

Selon le Professeur allemand Siegel, le composé chimique préoccupant dans la vapeur des cigarettes électroniques est le formaldéhyde qui pourrait être le résultat de l'échauffement du propylène glycol. Les e-cigarettes sont en vente libre, « sous réserve d'évaluation ultérieure par les autorités ». On y retrouve une partie des ingrédients du « zéro calorie » des boissons. Pour ceux qui toussent en fumant « pour de faux », on propose sur Internet, de l'aspartame supplémentaire pour une meilleure inhalation sans expectoration. C'est un nouveau marché, pas une œuvre de salubrité publique. Le sucre comme l'aspartame empêche de tousser. Certes, les produits des cigarettes électroniques ne contiennent pas de polonium et ne déposent pas de goudron dans les bronches, mais on y trouve du glycol, de la glycérine, de l'éthanol et des arômes alimentaires. Que répondra son médecin traitant, si on lui demande : « Docteur, c'est quoi l'ester méthylique d'aspartyl-phénylalanine ? Et cela donne quoi en présence d'acétate d'éthyle ? »

Le nom savant de l'aspartame est *asparphénylaméthanol* ou *estermethyldasparlalanine*. Avec un tel patronyme, il n'aurait inspiré aucune confiance, ajouté aux boissons dites de bien-être. Quelques rappels de faits divers : en décembre 2016, en Russie des personnes ont bu des « liquides impropres à la consommation » et 49 sont mortes à Irkoutsk à cause du méthanol. En septembre, en Ukraine, 58 pour les mêmes raisons. En 2015 au Nigeria, des personnes ont bu du gin

---

46. Excipients trouvés : acétate d'amyle, acétate d'éthyle, amidon, arôme, bicarbonate de sodium, butylhydroxytoluène, butyrate, butyrate d'éthyle, calcium carbonate, cinéole, cire, cire de carnauba, éthanol, essence d'eucalyptus, eugénol, fumeur arôme, glycérol, glycérol monostéarate, gomme arabique, gomme base, gomme dreyco, haverstroo arôme, huile végétale hydrogénée, hypromellose, jaune de quinoléine, jaune de quinoléine laque aluminique, lévomenthol, menthe essence, menthol, orange essence, oxyde de magnésium léger, polyéthylène, polysorbate 80, polyvinyle acétate, potassium acésulfame, propionate, santal, sodium, sorbitol, sorbitol cristallisé, sucralose, terpènes d'orange, titane dioxyde, tutti frutti arôme, vanilline, xylitol.

au méthanol, 70 sont mortes, d'autres sont devenues aveugles. Mais qui est aveugle aujourd'hui ? Beaucoup de non-voyants des faits, comme les acidoses au méthanol. Pour nous rassurer on entremêle santé avec aspartame. Par exemple, Coca-Cola et Sanofi se sont associés pour lancer Beautific Oenobiol, la boisson enrichie aux fruits pour une « plus belle beauté » ! « Beautific® Oenobiol® Energie + est une boisson énergisante non gazeuse à l'eau minérale naturelle, aux fruits, avec sucre et édulcorants », peut-on lire. On y trouvait aussi de l'acésulfame-K. Quatre parfums ont été testés en pharmacie en février 2013, des boissons pour la repousse des cheveux ou pour retrouver une belle peau et une belle énergie, et toutes contenaient du E951. Quelques mois plus tard, les produits cités ci-dessus ne mentionnaient que du sucre dans les publicités. Les excipients auraient-ils changé ? Certains Beautific sont aussi des activateurs de minceurs grâce au glucomananne[47] E425. Or, il faut savoir que presque toutes les boissons light provoquent plus ou moins une addiction, alors que font Sanofi et Coca ensemble ? Le laboratoire pharmaceutique chercherait-il uniquement la rentabilité dans l'hydratation de régime et sous la bienveillante protection des pharmaciens ? Tout cet univers de la « ligne retrouvée » utilise la rhétorique d'AminoSweet, ou celle d'Ajinomoto : « L'aspartame joue un rôle pour la diète des diabétiques, et il n'accroit pas les niveaux de glucose ou d'insuline dans le sang. » De nombreux médecins confirment cette phrase définitive et prescrivent verbalement l'aspartame, persuadés de relayer la bonne information. « Il est plus difficile de désintégrer une croyance qu'un atome », disait Albert Einstein. Et selon Arthur M. Evangelista, ancien chercheur à la FDA, l'aspartame fait partie d'un mensonge à désintégrer. Son ouvrage part de la découverte du Dr Robert Mazer et de James Schlatter qui étaient à la recherche d'un inhibiteur de la sécrétion d'hormone gastro-intestinale pour un médicament contre l'ulcère : le fameux *aspartylphénylalanine-méthyl-ester*. Croire que

---

47. En raison du risque de suffocation, l'utilisation du E425 konjac dans les confiseries gélifiées a été interdite au sein de l'Union européenne par une directive du 18 juin 2003. On peut se demander pourquoi en pharmacie, ce produit est accepté. Il y aurait un bénéfice/risque pour l'hypertension. Mais le glucomananne qui est une fibre, absorbe les substances dans l'estomac et dans l'intestin. Le prendre en même temps que des médicaments peut diminuer la quantité et l'efficacité médicamenteuse.

l'aspartame dipeptide n'était pas susceptible d'être toxique pour un chercheur des premiers instants est pour Arthur M. Evangelista une sorte d'aberration. L'aspartame fut synthétisé au départ pour ceux qui souffraient d'un excès d'une hormone gastrique. En réalité, on distribue depuis des années un médicament spécifique à une population qui connaissait la satiété grâce à des régulateurs naturels de la faim, mais ce « médicament » provoque la surpondération et c'est l'aspartame.

2 - LES ÉDULCORANTS, UNE AFFAIRE DE GOÛT : LES BONS ET LES MAUVAIS

Tout est affaire de goût et comme le disait déjà Fénelon avant l'invention des additifs gustatifs : « Les aliments qui flattent trop le goût et qui font manger au-delà du besoin empoisonnent au lieu de nourrir… »

Les enfants rejettent ce qu'ils n'aiment pas et se familiarisent très tôt à certaines saveurs. Cinq permettent de reconnaître les nutriments ou de servir de signal d'alerte en cas d'ingestion d'aliments avariés contenant des substances nocives. L'umami permet de reconnaître les acides aminés constituants des protéines, le salé détecte les minéraux dont le sel, le goût sucré permet d'identifier les nutriments riches en énergie nécessaire au fonctionnement de nos muscles et de notre cerveau. La perception du sucré est liée à des signaux issus de protéines réceptrices spécifiques. La sensation de plaisir que cela procure est observable dès la naissance et les industriels s'intéressent fortement aux récepteurs olfactifs. Les édulcorants intenses sont souvent associés aux exhausteurs de goût, additifs numérotés de E620 à E641. Certains fabricants les ajoutent à leurs produits : ainsi ces « masqueurs » ou farceurs de goût leurrent le cerveau dès l'enfance. Une forme de culture chimique transforme peu à peu le choix gustatif des très jeunes consommateurs. Il existe des protéines au goût sucré appelées thaumatines, dont l'acide aspartique fait partie, comme la thaumatine E957 trois mille fois plus sucrée que le sucre. Or notre penchant est favorisé par le vrai comme par le faux goût sucré, synonyme d'énergie, de récompense et de plaisir. Les habitudes acquises mènent au surpoids chez les addicts au sucre comme chez les addicts aux édulcorants. Comment est-ce possible ? Il existe des neuromédiateurs en lien avec les synapses qui activent la perception des édulcorants et font croire au cerveau qu'il peut s'attendre à un apport énergétique. L'aspartame est donc un piège faussement sucré. Si l'usage fréquent de l'aspartame est considéré comme une réponse au surpoids et à l'obésité, on se demande bien pourquoi. Car étrangement, on constate que l'obésité a augmenté en même temps que la consommation d'édulcorants. Guy Fagherazzi, chercheur à l'Inserm et auteur principal d'une étude sur le sujet, s'exprimait ainsi dans un article d'Erwan Lecomte de *Sciences et Avenir* de 2013 : « À quantité égale, le risque de développer un diabète est plus élevé en cas de consommation de boissons light que de boissons sucrées. Les femmes qui consomment une bouteille par semaine de boisson light ont 60 % de risque en plus de développer un diabète que les femmes qui consomment la même quantité de boissons sucrées "classiques". »

Le remplacement du sucre par l'aspartame devrait faire fondre une personne en surpoids. Le toxicologue Jean-François Narbonne que nous avons interviewé constate l'inverse, et cite les travaux de Birch : « Ils ont révélé que les enfants préféraient les saveurs associées à un apport calorique, suggérant que le goût sucré en lui-même n'était pas suffisant pour susciter des préférences alimentaires, et que la densité énergétique pouvait être le déterminant des préférences alimentaires. Les interactions entre édulcorants et comportement alimentaire passent par les processus de régulation au niveau cérébral et la voie neurologique fait partie des hypothèses crédibles explorées par plusieurs équipes de chercheurs. Les édulcorants intenses sont souvent liés au diabète. L'incidence des deux maladies jumelles que sont l'obésité et le diabète de type 2, continue de croître dans les pays industrialisés. Environ les deux tiers des Américains adultes présentent un surpoids ou un état d'obésité avec un risque associé de diabète de type 2, de maladies cardiovasculaires et de cancer. Ainsi les édulcorants sont, d'une part, prescrits dans le cadre de régimes pour diabétiques, mais sont aussi, d'autre part, consommés par la population générale dans le cadre de la prévention supposée de l'obésité et du diabète de type 2, souvent associé. Le lien entre la consommation de boissons sucrées ou édulcorées et le risque de développer un diabète de type 2 a été étudié auprès de 66 118 femmes de la cohorte de la Mutuelle générale de l'Éducation nationale suivies pendant quatorze ans. Les résultats montrent que les femmes qui consomment des boissons édulcorées ont une consommation plus grande (+ 75 %) que celles qui consomment des boissons sucrées. Pour une égale quantité consommée, le risque de diabète est plus élevé lorsqu'il s'agit de boissons édulcorées que de boissons sucrées. Par contre aucune association avec le risque de diabète n'a été constatée dans le cas de consommation des boissons à 100 % de jus de fruits pressés. La question est donc de savoir si les édulcorants ne maintiennent pas un environnement alimentaire sucré pouvant altérer la régulation de l'appétit et provoquer au final des apports d'énergie. Les études animales suggèrent que des niveaux élevés en aliments édulcorés induisent une prise de poids via des changements dans le contrôle de l'appétit induisant ainsi des changements dans les comportements et les préférences alimentaires. »

Concernant la stévia, le Pr Narbonne note en revanche des effets positifs sur la glycémie et l'insulinémie chez l'homme. Suivre le light à la trace ressemble en fait à une traque policière. Ce qui intrigue le plus, c'est que personne ne songe à préconiser un autre édulcorant naturel et sans danger. Outre, la stévia, il existe dans ce marché colossal des édulcorants un faux sucre, véritable panacée pour les diabétiques : le tagatose. Ce produit naturel n'appartient à aucun trust et il n'a aucune incidence sur la glycémie et ne provoque pas d'addiction. Pourquoi est-il impossible à trouver en pharmacie ? C'est parce qu'il est naturel. On le trouve sous forme artificielle dans quelques produits light. Certains groupes industriels produisent du tagatose de synthèse et PepsiCo a déposé un brevet d'utilisation de D-tagatose pour les boissons et produits diététiques. Ce qui indique que Pepsi semble abandonner l'aspartame, sans communiquer sur le sujet... L'utilisation du D-tagatose, nous la devons au Pr Gilbert V. Levine, (l'ingénieur de la NASA qui avait découvert des micro-organismes sur Mars) sous le nom de tagatose ou hexose, 92 % aussi sucré que du vrai sucre et sans réel apport calorique. Le 11 avril 2001, ce produit avait même obtenu le statut de GRAS (*Generally Recognized As Safe*) autrement dit reconnu comme sain par la fameuse FDA. Le tagatose est naturellement présent dans les produits laitiers. On peut le chauffer sans risque. La FAO et l'OMS l'ont reconnu comme un édulcorant bon pour le service alimentaire, mais c'est l'aspartame qu'on utilise. Pourquoi ? Le tagatose pourrait devenir le fleuron d'une fabrication issue de l'industrie laitière française, suisse ou européenne, mais il n'y a que la Belgique qui a repris le flambeau de la production dans le monde. Il existe aussi le xylitol que l'on trouve dans de nombreux fruits et légumes, et qui a le goût du sucre sans en avoir les inconvénients. Peu utilisé, sans doute parce qu'au bout de quelques mois de consommation de xylitol, des bactéries résistantes peuvent apparaître et qu'il devient carminatif... Carminatif étant le synonyme élégant de « qui provoque des flatulences », autrement dit des pets. Si on manque d'édulcorants naturels à disposition, on trouve l'aspartame où ne l'attend pas : dans certaines boissons énergisantes, dopantes, pour hyperactifs, de ceux qui veulent faire la fête et se coucher à l'aube ou partir au travail. Un nouveau marché est né. L'homme qui a sauté du plus haut du ciel était sponsorisé par une marque de boisson hypertonique. Est-ce bon pour la santé que de coupler l'aspartame à la taurine, au glucuronolactone[48] et à la caféine ? Quand on fait de gros efforts, on a besoin de calories, sinon on s'écroule. Il semble impensable de trouver de l'aspartame en place de sucre dans de telles boissons pour les sportifs ! Pourtant certains buveurs de boissons énergisantes light terminent aux urgences ; après avoir été boostés, ils sont au tapis. Est-on libre de ses actes si l'on est mal informé ? Peut-on bien soigner quelqu'un si l'on ignore les risques liés à un mode de vie adossé à une chimie trompeuse et dopante ? On se rappelle du médiatique Felix Baumgartner, intrépide héros céleste, offert en icône médiatique aux téléspectateurs qui vibraient à son audace. À près de 40 000 km du sol, il sauta dans le vide ! Bolide humain sponsorisé, il franchit le mur du son devant les yeux ébahis du monde entier et personne ne trouva à redire à cette publicité gratuite pour homme-sandwich de l'espace en plein journal télévisé. C'était le faire-valoir d'un industriel qui n'a que deux produits à vendre : Red Bull avec ou sans glucides. Le « taureau rouge » donne

---

48. On retrouve le glucuronolactone artificiel dans d'autres boissons comme Burn et Monster Energy.

des « ailes » même aux voitures de course, mais nous ne sommes pas des machines avec une équipe de soigneurs à nos côtés... Le Red Bull normal contient[49] du « carburant », de quoi tenir avant de s'écrouler de fatigue, mais c'est dans le « sans sucre » que se niche le duo fatal : acésulfame potassium et aspartame : Red Bull Sugarfree. Selon Gérard Dime, médecin biologiste de l'Institut de médecine du sport à Troyes, avec les boissons de type Red Bull allégé, le corps est stimulé par l'absorption des vitamines, taurine et caféine. Sans apport de sucre, donc de calories, le consommateur doit puiser son énergie dans ses propres réserves... Or la moitié des jeunes démarrent en France leur journée sans petit déjeuner. Trente calories par litre, est-ce raisonnable dans une boisson énergisante ? ! Pour mémoire, voici le texte du fabricant : « Red Bull Sugarfree c'est du Red Bull, mais sans sucre, avec seulement trois calories pour 100 ml. Comme Red Bull Energy Drink, Red Bull Sugarfree est une boisson spécialement formulée pour les périodes d'activité, il vivifie le corps et l'esprit, sans sucre. Red Bull Sugarfree donne des ailes en toutes circonstances, que ce soit au travail, pendant les études, en jouant à des jeux vidéo, au sport, sur la route, avec des amis à la maison ou en sortie. En bref, Red Bull Sugarfree est fait pour tous ceux qui conjuguent mode de vie actif et joie de vivre[50]. »

Vu sous cet angle, cela donne envie d'essayer, mais des médecins australiens se sont inquiétés des ravages de ce genre de stimulant allégé, car il peut provoquer des maladies cardiovasculaires et parfois la mort. Scott Willoughby, du Cardiovascular Research Center d'Adelaïde, explique qu'au bout d'une heure, le Red Bull sans sucre rend le système cardiovasculaire anormal. Consommer des boissons énergisantes à partir de deux canettes par jour multiplie les risques pour le cœur (palpitations et tachycardie). C'est le résultat d'une

---

49. Le Red Bull contient de l'acésulfame-K, en plus des vitamines et des dopants, du glucuronolactone qui a la réputation de lutter contre la fatigue et d'apporter un sentiment de bien-être, et n'est suspect en rien sauf de toxicité rénale, de l'inositol, des citrates, des colorants et des parfums. Dans l'eau gazéifiée de la boisson « magique », on trouve aussi du caramel ordinaire, de l'E129, un correcteur d'acidité : l' E331, des acidifiants : acide citrique, citrate de sodium, de la théobromine aux effets assez proches de ceux de la caféine et un conservateur, du sorbate de potassium : l' E201.
50. Ce texte se trouve sur le site de Redbull.fr.

étude australienne, parue dans l'*International Journal of Cardiology*, menée auprès de patients âgés de 13 à 40 ans, admis aux urgences de l'hôpital Lyell McEwin entre 2014 et 2015 pour des palpitations cardiaques. Les produits contenus épaississent le sang. Des dopants unis à l'aspartame se retrouvent aussi dans Monster Light. Que donnent réunis aspartame et tous les composants d'une boisson énergisante, avec ou sans alcool, avec ou sans médicaments, avec ou sans drogues ? Quelles sont les interactions nocives et qui peut répondre ? Pourquoi nous fait-on croire qu'il s'agit d'une polémique ? N'est-ce pas finalement le meilleur moyen pour masquer des vérités scientifiques difficiles à cerner par le commun des mortels ? Alors des bombes à retardement sont en vente libre. Vodka-Red Bull est le cocktail des boîtes de nuit, mais aussi Monster, Dark Dog, Burn, Frelon Detox et tant d'autres. Le supplément « Santé » du journal *Le Monde* faisait état des *rave parties* en 2012 et le docteur Laurent Chevallier, nutritionniste, membre du Réseau Environnement Santé (RES) se demandait alors : « Combien faudra-t-il d'accidents pour prendre des décisions ? » L'ANSES fit état de six remontées d'effets indésirables graves (épilepsie, coma, tremblement, angoisse). L'ANSES a permis de signaler 30 cas d'ordre cardiologique, dont deux cas mortels récents, des crises d'épilepsies ou des désordres psychiatriques, faisant souvent suite à une consommation d'alcool boosté, terme employé par les jeunes. Or, le patron de Red Bull, a longtemps fait recruter des étudiants (*student brand managers)* dans les campus, chargés d'organiser des fêtes où le Red Bull était au départ fourni gracieusement. Les DJ étaient choyés par les commerciaux de *Herr* Dietrich Mateschitz qui n'oubliaient pas de laisser dans les toilettes des établissements des canettes vides pour donner l'impression aux visiteurs que certains clients y venaient prendre leur « shoot » (*Les Échos*, 2012). Des surfeurs et autres sportifs sont ainsi devenus addicts. Quand Red Bull Sugarfree fera des morts avérés, il se trouvera quelqu'un pour dire que la boisson n'est pas bonne à tous les âges et à toutes les heures, et que le sans sucre n'empêche personne de chercher des calories ailleurs ! Il semble admis qu'on peut boire des boissons énergisantes et sans sucre alors que les contre-indications sautent aux yeux. D'où viendrait l'énergie sans calories ? Le fabricant de Red Bull que nous avons contacté par mail, nous a déclaré via son attachée de presse, que le groupe ne communiquait que sur les événements sportifs et aucunement sur les conséquences du light en matière de santé. Environ 40 millions de litres de ces boissons énergisantes sont consommés chaque année en France. Alors deux morts officielles, ce ne serait rien ? Il existe des risques de crise cardiaque et d'AVC par caillots de sang. D'après la journaliste Marie Huppé le décès de deux membres de l'équipe nationale de squash du Koweït serait dû à la consommation régulière d'une boisson énergisante...

L'aspartame côtoie fréquemment d'autres substances chimiques, en Europe on peut en utiliser 30 000 et certains mélanges peuvent s'avérer désastreux ! Les voies d'exposition sont multiples : alimentaires et médicamenteuses, mais le corps médical ignore ce que donnent réunis aspartame, néotame, additifs, résidus de traitements pesticides ou vétérinaires, dans un même corps humain... Les médecins n'ont eu aucune explication sur les effets de la dissolution des édulcorants en des restes appelés métabolites qui peuvent s'accumuler en particulier dans le cerveau. Combien d'additifs alimentaires et médicamenteux au fil des ans perturbent notre métabolisme[51] ? L'ensemble des transformations moléculaires qui se déroulent de manière ininterrompue dans nos cellules pour que notre organisme soit au mieux de sa forme peut être perturbé. Or on trouve de l'E951 dans certains médicaments à cause de son goût sucré et de son rôle de conservateur. L'E951 peut s'avérer être un poison mortel. Les médicaments antiépileptiques peuvent contenir de l'aspartame ou ne pas mentionner qu'il ne faut pas les associer à ce dernier car il contribue aux crises épileptiques qui contribuent à la prise de médicaments, qui provoquent davantage de crises épileptiques... Chaîne infernale ! Vraiment, les médecins qui nous soignent devraient davantage s'intéresser à la toxicologie pour prescrire en conscience des remèdes sans risque. De nouvelles maladies rares, parfois appelées émergentes se multiplient et l'aspartame semble faire partie de leurs promoteurs. C'est un peu comme une loterie. Certaines personnes n'auront aucun problème, d'autres souffriront.

---

51. Le métabolisme, du grec *meta* : « succession », « transformation », et *bolein* : « action de jeter ».

2 - Les édulcorants, une affaire de goût : les bons et les mauvais

Certains tomberont sur un aspartame fabriqué par des laboratoires pharmaceutiques, d'autres avaleront du *made in China*. La poudre d'aspartame arrive en bidon et les fabricants vous promettent qu'ils ajoutent un peu d'arsenic pour le transport maritime afin d'éviter l'humidité que craint tant l'aspartame ! Et trouvera-t-on de l'aspartame dans les biberons pour habituer les nourrissons ? C'est déjà fait aux États-Unis dans ce qu'on appelle le *baby food* ! Les enfants sont plus vulnérables que les adultes et les effets du méthanol sur les fœtus et les bébés ne devraient inquiéter aucune maman... Sur le site français santémagazine.fr, à la question : « Peut-on donner des édulcorants à nos enfants ? » La réponse est : « En quantité raisonnable, l'aspartame n'est pas toxique. » Sur ce site, la dose toxique serait de 30 canettes light/jour selon le Pr Patrick Tounian et l'EFSA. Le Pr Tounian ajoute que les édulcorants sont bons pour faire maigrir de petits patients obèses. L'article donne, malgré tout, l'avis contraire du Pr Laurent Chevallier.

La liberté de consommation permet de presque tout acheter sur Internet et tout ce qui constitue l'aspartame est à la vente : la phénylalanine, par exemple. Mais alors, on y trouve des mentions informatives de mises en garde[52]. La phénylalanine seule serait donc un coupe-faim, alors que l'aspartame ouvrirait l'appétit ? On trouve cet acide aminé dans le commerce pour favoriser la combustion des graisses. Selon les publicités de la parapharmacie, il stimulerait l'influx nerveux entre les neurones. La phénylalanine est d'abord un transmetteur, et voilà ce qu'en dit la marque Equi-Nutri :

« La L-phénylalanine apaise la boulimie et les envies de sucreries grâce à la production dans l'intestin de l'hormone cholécystokinine

---

52. « La L-phénylalanine est un acide aminé essentiel que l'organisme ne peut synthétiser et qui doit être apporté par l'alimentation. C'est le précurseur des neurotransmetteurs norépinéphrine (équivalent cérébral de l'adrénaline), épinéphrine et dopamine (qui contribue au sentiment de bien-être) en passant par la L-tyrosine : stimulant cérébral léger et bien toléré. Par d'autres chemins, elle peut également être convertie en phényléthylamine, une substance naturellement présente dans le cerveau, qui influence positivement l'humeur. La L-phénylalanine déclenche aussi la production dans l'intestin de l'hormone cholécystokinine (CCK) qui donne au cerveau un signal de satiété, calmant ainsi l'appétit. Chez l'homme, l'administration une demi-heure avant le repas d'un mélange d'acides aminés – dont la Lphénylalanine – provoque une diminution de 22,5 % de la consommation d'aliments : c'est un coupe-faim naturel et sans danger. »

(CCK) qui donne au cerveau un signal de satiété, calmant ainsi l'appétit. À éviter en cas d'hypertension ou de crises d'angoisse. Tenir hors de portée des enfants. Autres contre-indications : femme enceinte et allaitante, hypertension artérielle, diabète et phényl-cétonurie, prise d'antidépresseur IMAO. » Pourquoi les agences de santé ne mentionnent-elles pas ce genre d'informations ? Parce qu'il faudrait expliquer que la CCK[53] est une hormone peptidique secrétée par la muqueuse du duodénum, renvoyée dans la circulation sanguine et qu'elle entraîne la libération d'enzymes par le pancréas et augmente la bile, que la CKK joue un rôle dans la satiété et peut développer une tolérance à la morphine. La CKK, voilà ce que cherchait peut-être à maîtriser l'ingénieur chimiste Schlatter ? La phénylalanine en tant que complément alimentaire est accompagnée de cette mention : « Ne pas prendre en cas de grossesse sauf sur avis d'un thérapeute. Conserver loin d'une source de chaleur, de lumière ou d'humidité. » La parapharmacie de l'automédication se couvre !

C'est mon pharmacien qui m'a mis la puce à l'oreille sur la date de péremption rapide des boissons light, et qui correspond à la date limite d'utilisation optimale. En général, les produits light se conservent mal. Coca-Cola précise sur un de ses sites qu'après cette date, « le produit pourrait ne plus correspondre aux standards de qualité élevée ». Mais quand il y a de l'aspartame qu'on sait instable, rien n'est précisé. Quant au Red Bull light qu'on peut acheter sur Internet, la seule mention est : « Veuillez toujours lire les étiquettes d'avertissement et indications fournies avant d'utiliser ou de consommer le produit. » Sur le site Red Bull zéro calories et zéro sucre : rien n'est signalé non plus sur les dates de péremption… Juste l'habituel refrain : l'aspartame fait partie des substituts du sucre les plus testés au monde… Il arrive que des grandes surfaces se débarrassent de lots périmés en les bradant. Personne pour nous dire ce que deviennent ces cocktails de substances périmées mêlées à l'aspartame possiblement dégradé…

---

53. La cholécystokinine est un polypeptide. Son gène est situé sur le chromosome 3 humain. Elle est interrompue par trop d'acidité gastrique.

En plus des organismes de régulation de 134 pays, les experts de l'Organisation mondiale de la santé (OMS), de l'Organisation des Nations unies pour l'alimentation et l'agriculture (FAO) et du Comité scientifique de l'alimentation humaine (CSAH) de la Commission européenne ont étudié l'aspartame et conclu à sa sécurité. Pour comprendre malgré tout les risques induits pour certains, il faut aller au-delà du fait que l'aspartame est un ingrédient alimentaire fabriqué à partir de deux acides aminés. On sait qu'à la chaleur, il se transforme rapidement. Mais comment ses composés s'éliminent-ils dans l'organisme et en combien de temps ? On signale seulement que les boissons contenant du E951 doivent être gardées à l'abri de la chaleur (même chose pour les médicaments). Mais le corps n'est pas un réfrigérateur !

3 - Qu'est-ce que l'aspartame ?

Reprenons les éléments de plus près. L'E951 est fait de phénylalanine (50 %), d'acide aspartique (40 %), et d'ester de méthyle
(10 %), qui se transforme en alcool méthylique – ou méthanol – après
ingestion et en dicétopipérazine et autres produits neurotoxiques et
cancérigènes résultants de sa dégradation. La dicétopipérazine est
considérée comme une drogue[54], mais issue de l'aspartame ou du
néotame, aucune loi n'empêche son ingestion.

Le méthanol induit est un dépresseur du système nerveux
central. À température ambiante, c'est un solvant liquide utilisé
comme antigel, carburant et dénaturant de l'alcool éthylique.
L'aspartame à « bonne température », une fois ingéré, produit du
méthanol à très faible dose, mais il s'agit bien du même méthanol,
nocif en bidon, le même qui est utilisé dans les courses de Formule 1
ou ajouté aux eaux usées des stations d'épuration pour nourrir les

---

54. Selon l'Agence française de sécurité sanitaire, l'impureté principale de l'aspartame vient
de cette fameuse dicétopipérazine appelée aussi dioxopipérazine. DROGUE INFO SERVICE
mentionne la pipérazine – souvent mélangée à la cocaïne, l'ecstasy et les amphétamines – en
tant que drogue, elle provoque des mouvements incontrôlés, des psychoses, des halluci-
nations, des paranoïas, etc. DROGUE INFO SERVICE précise : « Les pipérazines existent
sous plusieurs formes : poudre, gélule, comprimé et liquide. Statut légal : en France, la BZP
(benzylpipérazine) est classée comme stupéfiant. L'usage est interdit : l'article L. 3421-1 du
Code de la santé publique prévoit des amendes (3 750 €) et des peines de prison (jusqu'à
un an). L'incitation à l'usage et au trafic et la présentation du produit sous un jour favorable
sont interdites : l'article L 3421-4 du Code de la santé publique prévoit des amendes (jusqu'à
75 000 €) et des peines de prison (jusqu'à 5 ans). Les actes de trafic sont interdits : les articles
222-34 à 222-43 du Code pénal prévoient des amendes (jusqu'à 7 500 000 €) s'accompagnant
de peines de prison (jusqu'à trente ans de réclusion criminelle). »

bactéries qui transformeront les nitrates en azote. Certes, il ne s'agit que d'infimes quantités mais il ne viendrait à l'idée de personne de siffler quelques gouttes de carburant de compétition pour se sentir plus « léger ». Le méthanol chimique est toxique par ingestion, inhalation et absorption cutanée. Les industries qui en fabriquent savent qu'il peut être mortel et qu'à « doses non létales », il provoque la diminution ou la perte complète de la vision, accompagnée d'une acidose (acidité anormale du plasma). Or, on retrouve certains de ces symptômes chez les accros à l'aspartame. Comparaison n'est pas raison, mais zéro précaution offre une garantie nulle. Dans l'industrie, le méthanol réclame l'étiquette DANGER. Ce liquide est très toxique en cas d'ingestion, corrosif et mutagène et peut causer des anomalies génétiques.

Cet alcool est un hydrocarbure miscible à l'eau[55]. Et s'il est biodégradable dans l'eau, l'est-il dans le sang ? En médecine légale, on dit que le méthanol est très bien résorbé, que ce soit par voie digestive, pulmonaire ou cutanée[56]. Chez les ivrognes, on détecte une intoxication au méthanol par la présence d'acide formique dans le sérum sanguin.

Le formaldéhyde issu du méthanol est utilisé comme formol alimentaire ou pour la conservation des ensilages à une concentration d'environ 30 % avec de 1 à 5 % de méthanol. Ce formol est également appelé méthanal ou aldéhyde formique. Le formol est utilisé comme fongicide, antimicrobien et désinfectant. Il conserve et décontamine en utilisation industrielle. Mais en consommerions-nous les yeux fermés ? La dose orale de 10 à 100 ml de formol est considérée comme fatale chez l'homme. Nous en sommes heureusement très loin un light à la main ! Mais nous en ingurgitons sans le savoir. On trouve des résidus de formaldéhyde dans le lait et il sert de conservateur du lait écrémé destiné aux porcs, sous l'appellation E240.

---

55. Le méthanol se biodégrade facilement dans l'eau et dans les sols. À concentration élevée (plus de 1 %) dans l'eau fraîche ou salée, il peut avoir des effets néfastes sur la vie aquatique à proximité immédiate du lieu de déversement.

56. 70 à 80 % sont métabolisés par le foie en formaldéhyde puis en acide formique, dont une partie est transformée en CO_2. Le méthanol est éliminé dans l'air expiré sous forme inchangée ou sous forme de CO_2 (10 à 30 %) et dans les urines sous forme de méthanol (moins de 10 %) ou d'acide formique.

Les bovins et les porcs ayant dégusté du tourteau toute l'année en sont imbibés, et ce poison, même à faible dose, s'ajoute à celui de nos boissons stars. Selon *La Documentation française* : « Les seules données disponibles sur la toxicité aiguë du formaldéhyde chez les animaux de rente se fondent sur les observations des pratiques d'élevage faites par les vétérinaires, mais sans que les doses aient pu être précisément déterminées. »

L'utilisation du formaldéhyde est variée : on s'en sert comme désinfectant, fixateur, conservateur de cadavres ou de vaccins, il traite les verrues, il permet d'obturer les canaux des dents dévitalisées, à embaumer les corps, à produire des polymères, à coller des tapisseries, à conserver des aliments, à l'agriculture… C'est également un inhibiteur de corrosion dans l'extraction des gaz de schiste. On l'associe dans la fabrication de peintures et d'explosifs. Plusieurs pays européens limitent ou interdisent son utilisation. Officiellement, il n'a pas d'effet secondaire aux doses utilisables, mais il n'existe pas d'étude sur le long terme, ni sur les effets cocktail avec d'autres additifs toxiques. L'importation de produits traités au formaldéhyde est soumise à réglementation ou à interdiction, et plusieurs pays européens interdisent des produits traités au formaldéhyde. Un projet de loi européen fixe des seuils à ne pas dépasser dans l'alimentation pour ce produit biocide (c'est-à-dire tuant la vie).

Un petit récapitulatif santé s'impose. Selon les experts de l'EFSA, le formaldéhyde serait rapidement métabolisé. Mais ce fixateur de tissus dans les laboratoires d'anatomie est classé par l'INRS et d'autres organisations, comme cancérigène.

L'acide aspartique et **la phénylalanine** sont deux neurotoxiques. Comme nous le savons maintenant, l' E951 se transforme dans notre corps à partir d'environ 30 °C. Or, à moins d'être mort, tout être humain reste à la température moyenne de 37 °C et il y a toujours incompatibilité entre un organe vital et ce qui le fragilise ou l'endommage.

L'acide formique, dernière dégradation de l'aspartame, est utilisé dans l'industrie textile ou celle du cuir et il sert pour la formulation d'insecticides, de laques, de solvants et de produits ménagers en substitut des acides minéraux. À l'état dilué, il est employé dans l'alimentation humaine en tant qu'additif alimentaire, sous l'appellation E236. Il sert d'agent de conservation et d'antibactérien dans l'alimentation du bétail. Cerise sur le gâteau, on l'utilise en aviculture pour éradiquer les E. coli (*Escherichia coli*, bacilles fécaux) dont l'aspartame est issu dans sa fabrication. Quant aux apiculteurs, ils l'emploient comme acaricide.

Dans son rapport de 1975, l'OMS évoquant certains additifs et leurs décompositions, le comité considéra officiellement qu'à ce stade précoce de l'évaluation toxicologique, **la dicétopipérazine** provenant du procédé de fabrication de l'aspartame était de 5 %.

Venons-en maintenant aux procédés de fabrication de l'aspartame. Il nécessite une bactérie fécale clonée pour être créé, de celle qui fabrique aussi de l'insuline salvatrice. Monsanto a découvert qu'en modifiant génétiquement une bactérie certainement bovine, la phénylalanine serait fabriquée plus rapidement. Dans le rapport publié par *The Independent*, Monsanto admettait ouvertement que leur bactérie modifiée fut une étape clé dans le processus de création de l'aspartame : « Nous avons deux variétés de bactéries, l'une est modifiée de façon classique, et l'autre est génétiquement modifiée. Elle possède une enzyme modifiée. Elle a un acide aminé différent. »

Pour information, Monsanto travaillait sur l'hormone de croissance à partir d'E. coli. Une souche mutante fut repérée pour la première fois aux États-Unis en 1994. L'*Escherichia coli* est une bactérie intestinale qui ressemble au microscope à une saucisse (coliforme fécal) et sa division cellulaire à lieu toutes les vingt minutes. Il existe des E. coli non pathogènes, d'autres sont hémorragiques. Les E. coli OGM sont pour l'industrie de petites fabriques de produits industriels et médicaux très précieuses, elles produisent ce qu'on leur demande, en l'occurrence de l'aspartame. Quand tous les facteurs sont en place pour que les bactéries grossissent et se goinfrent de nourriture carbonée, d'alcool, de nitrogène, d'urée, de glucose, etc., avant de passer à la phase de fermentation, elles produisent des acides aminés (un peu comme dans les centrales d'épuration), et elles gobent tout. De l'eau ammoniaquée peut être ajoutée à leur déjeuner permanent et quand il y a assez d'acides aminés, le contenu de la fermentation passe à la centrifugeuse qui sépare les éléments. Les acides aminés sont pompés et cristallisés, séchés pour la phase de synthèse. En général, la phénylalanine est modifiée par réaction avec du méthanol, de l'acide acétique. Ensuite, c'est l'étape de la purification, le solvant est dissous dans de l'éthanol aqueux. La source de cette explication est fiable : elle provient directement de NutraSweet.

Pour fabriquer le L-acide aspartique et le L-phénylalanine, on utilise donc les E. coli génétiquement modifiées, qui sont les meilleures ouvrières du monde et qui n'exigent ni salaires, ni temps de pause… De vraies bombes productivistes miniatures que ces stakhanovistes ! Les travaux de Y. Chao, T. Lo et N. Luo sont édifiants : *Aspartase-hyperproducing mutants of Escherichia coli B*. Ceux de N. Nishimura et M. Kisumi expliquent l'avantage d'ajouter glucose et nitrogène dans la nourriture de ces « bestioles » mutantes[57] qui produisent à fond pour l'industrie.

Revenons aux composants de l'aspartame pour tenter de comprendre ce qui « cloche » entre ce qu'on nous dit et ce qu'on ne nous dit pas :

La phénylalanine est un acide aminé présent normalement dans le cerveau et apporté par l'alimentation, mais en ingérant de l'aspartame, des taux trop élevés de phénylalanine dans le cerveau et dans le sang peuvent apparaître. Le neurochirurgien Russel Blaylock affirme qu'un taux excessif de phénylalanine peut provoquer schizophrénie et attaque d'apoplexie.

L'acide aspartique est un acide aminé qui provoque dans sa forme libre une élévation de neurotransmetteurs dans certaines zones du cerveau. En temps normal, ils facilitent la transmission de l'information entre les neurones. En excès ils en détruisent certains en autorisant l'invasion de calcium en surdose, ce qui déclenche une augmentation excessive de radicaux libres qui tuent les cellules nerveuses et créent des trous dans le cerveau. Mais il faut qu'au moins 75 % des cellules nerveuses d'une zone du cerveau soient tuées avant de pouvoir déceler une maladie chronique comme la sclérose en plaques, la maladie d'Alzheimer ou de Parkinson.

Le méthanol se dégrade à la chaleur en **formaldéhyde et en acide formique**. Il provoque de nombreux troubles neurologiques.

---

57. La thèse du Dr Ziad el-Hajj post-doctorant du Département de biologie à Montréal, fait état de l'isolation d'une *Escherichia coli* mutante sept cent cinquante fois plus grande que la normale, mais qui ne peut pas se diviser (27 janvier 2012).

Le formaldéhyde est neurotoxique, cancérigène, et nuit à la reproduction de l'ADN, il altère la rétine et cause des malformations prénatales.

La DKP est un produit dérivé de la phénylalanine qui est impliquée, entre autres, dans l'apparition de tumeurs au cerveau et provoque des modifications du taux de cholestérol selon la toxicologue américaine Jacqueline Verrett. La DKP se synthétise dans les boissons contenant de l'aspartame après un stockage prolongé.

Si l'aspartame est conçu à partir de bactéries E. coli OGM bien « gavées », il faut surtout s'intéresser aux bactéries de notre propre flore intestinale qui sont en lien avec notre santé. La flore intestinale forme un écosystème qui plus il est riche, mieux il favorise la santé. Ceux qui sont les plus gros sont souvent les plus pauvres en flore intestinale. Les mangeurs de light souffrent d'une flore intestinale pauvre, voilà un autre facteur qui les fait grossir et les rend plus vulnérables ! C'est aux États-Unis que l'on trouve le plus d'obèses mal nourris. Les bactéries digestives varient en fonction de notre alimentation et de notre mode de vie. Elles devraient nous protéger et participer au système immunitaire, mais c'est un cercle infernal lorsque le light dégrade le microbiote. Promoteur et accélérateur de dysfonctionnements que cet édulcorant « bon pour la ligne, bon pour la forme » !

En conclusion de ce chapitre, les édulcorants seraient diabétogènes par le biais du microbiote. Voici une phrase que je n'aurai jamais pu écrire ni comprendre avant cette enquête. J'espère qu'il en est de même pour vous, lecteur.

Selon le Dr Isabelle Catala : « Il faut savoir que la plupart de ces édulcorants passent le tractus digestif sans être digérés et qu'ils arrivent donc sans aucune modification au contact de la flore intestinale, indispensable au bon fonctionnement physiologique. On sait que le type de régime alimentaire d'une personne mince et en bonne santé tout comme celui d'un diabétique ou d'une personne en surpoids va conditionner la nature et le fonctionnement du microbiote. Et inversement, les altérations du microbiote ont été associées à un risque accru de syndrome métabolique. »

CQFD, non ? Mais comment en arrivons-nous à détruire notre flore intestinale ? Par des choix parfois téléguidés par des publicités florissantes et appétissantes.

4 - L'ASPARTAME PROMOTEUR DE DIABÈTE ET DE TROUBLES NEUROLOGIQUES

Tout commence dans notre Caddie. En faisant vos courses, des bonbons à l'emballage aux couleurs de l'enfance attirent votre regard, mais ils sont pleins de E202 et E211. *Ayez confiance* semble dire le conditionnement : c'est *pour les enfants*. Le lieu de vente n'est pas là pour vous instruire et la caissière n'est pas toxicologue et elle ignore que l'E202 est du sorbate de potassium, que l'E211 est du benzoate de sodium qui peut provoquer le syndrome d'hyperactivité lorsqu'il est en association avec des colorants. L'E211 provoquerait des allergies en présence de vitamine C, et il se transformerait en benzène... Or cet édulcorant se retrouve dans Fanta, Oasis, Pepsi Max, Sprite, Nestea et Coca-Cola light lui-même chargé d'acésulfame-K et d'aspartame... En achetant son pack de Coca light, on se penche en réalité sur l'histoire du goût falsifié, de l'aspartame et de ses implications industrielles, pharmaceutiques, politiques et financières. Or les substances incriminables ont toutes été approuvées pour la consommation humaine par les experts européens de l'alimentation. Le livre devrait donc s'arrêter là.

L'aspartame semble pourtant être le promoteur de certaines maladies dont le diabète. Il existe des pays où la moitié de la population est en surpoids. Il faut donc savoir ce qui est précisément imputable au sucre ou à l'aspartame, comprendre le lien avec le diabète de type 2 et ce qu'il provoque à son tour comme maladie. Le light chimique et perturbateur est une fausse réponse qui commence à ruiner les assurances maladies publiques et privées.

Celles et ceux qui veulent garder la ligne, qui, plutôt que de manger et de boire sainement, misent sur le zéro calorie et les édulcorants, font une erreur fatale. L'absence de glucides provoque une hypoglycémie qui provoque l'envie de sucres. C'est un cercle vicieux. Alors, si les édulcorants ne servent à rien, pourquoi en faire des aides qui finalement dérèglent le métabolisme, trompent et altèrent notre cerveau ? Mais au fait, pourquoi avoir fait la guerre au sucre ?! L'acte de « médicaliser » le light comme l'explique Jean-François Narbonne, l'a été dans un prétendu souci de forme et de santé pour autrui. Professeur en toxicologie, il fut approché en tant qu'expert par Coca-Cola pour donner son avis sur l'aspartame dans ses boissons :

« Du fait de la mondialisation et des accords de Marrakech qui en ont découlé en 1995, la responsabilité des chefs d'entreprise a changé, en particulier en France. Ainsi, le responsable d'entreprise, ne doit pas simplement se conformer à la réglementation mais également assurer l'innocuité des produits, en tenant compte de tous les progrès des connaissances techniques et scientifiques disponibles. Pour garantir cette information multiple, les responsables ne vont évidemment pas courir les meetings, colloques, et séminaires, ou se plonger dans la littérature scientifique et technique. Une des solutions retenues à l'époque par les grands groupes alimentaires et de la distribution, avait été de créer des « comités d'information et de conseil » constitués d'experts couvrant les différentes disciplines concernées (médecins, microbiologistes, vétérinaires, toxicologues, nutritionnistes, technologues, chimistes analystes) pouvant fournir une information actualisée pour la prévention des crises. Au vu de la pénurie d'experts en toxicologie alimentaire en France, je me suis retrouvé sollicité pour participer à quelques comités d'information. À plusieurs occasions on m'a ainsi demandé de faire le point sur l'évolution du dossier de l'aspartame et des nouveaux édulcorants comme la stévia. C'est au cours d'un de ces comités pour un grand groupe de sodas implanté en France que j'expliquais, il y a de cela plus de dix ans, que l'avenir de l'aspartame s'assombrissait, que les suspicions sur son innocuité allaient s'accumuler et que la promotion des sodas light était basée sur une tromperie nutritionnelle participant à l'addiction à cette substance, entraînant la consommation d'autres aliments édulcorés. Je leur conseillais de s'intéresser éventuellement à d'autres édulcorants comme les extraits de la stévia pour leur gamme light qui était pour eux incontournable. Cette position très en avance à l'époque a entraîné la fin de ma collaboration, car ils étaient en train de préparer le lancement de leur gamme zéro. »

Et pourquoi tant de boissons light ou sucrées plutôt que de l'eau de source tout simplement ? Cela coule de source, il n'y a pas d'addiction à l'eau. Si l'eau n'a jamais tué personne, sauf si trop chargée en sel et qu'on la fait boire à des personnes âgées à l'hypertension avérée, pourquoi tant de boissons saturées d'édulcorants ? Tumeurs, diabète et autres maladies ont-ils un lien avec l'aspartame ?

En France, l'Agence française de la sécurité sanitaire des aliments (AFSSA) s'était officiellement posé la question d'un éventuel lien entre exposition à l'aspartame et tumeurs du cerveau dans un dossier de mai 2002. L'AFSSA avait été saisie le 16 octobre 2000 par la Direction générale de la concurrence, de la consommation et de la répression des fraudes sur ce lien. Le dossier exposait bien un risque possible pour la santé publique, pour conclure au final que les hypothèses étaient alarmistes. « En conclusion, l'AFSSA estime que l'état actuel des données scientifiques ne permet pas d'établir une relation entre exposition à l'aspartame et tumeurs du cerveau chez l'homme ou l'animal. »

Ce texte était signé Martin Hirsch. Les diabétologues sont sereins. Mais alors d'où viendraient certaines anomalies cérébrales ?

Nous avons demandé au Pr Narbonne ce qu'il pensait de l'interaction entre glutamate et aspartame. Il nous a répondu qu'au niveau cérébral, il s'agissait du plus grand risque. Si la réponse est complexe, elle semble sans appel. Et revoilà les excitotoxines à nouveau accusées :

« Les associations colorant/glutamate et colorant/aspartame induisent respectivement une neurotoxicité multipliée par un facteur 4 et 7. La perte en cellules nerveuses qui peut être causée par le glutamate et l'aspartame en excès est la raison pour laquelle on les appelle "excitotoxines". Ils "excitent" ou stimulent la mort des cellules nerveuses en autorisant l'invasion excessive de calcium. Cette invasion déclenche des taux excessifs de radicaux libres qui tuent les cellules. L'excitotoxicité est un processus pathologique d'altération et de destruction neuronale par hyperactivation de neurotransmetteurs excitateurs. Le glutamate agit comme neurotransmetteur en facilitant la transmission de l'information entre les neurones ; et en fonction de la dose, on peut observer des troubles neurologiques. Chez les jeunes, on note une atteinte à l'hypothalamus et l'hippocampe, et chez les adultes, une atteinte au développement du squelette, obésité, et stérilité. Les signes neurologiques peuvent aussi être la maladie d'Huntington, maladie orpheline qui se traduit par une dégénérescence neurologique, un syndrome d'immunodéficience acquise, une attaque des neurones rétinaux, des maux de tête, et ce qu'on appelle "le syndrome du restaurant chinois", de celui qui se déclenche en moins d'un quart d'heure après avoir débuté son repas et qui est liée à l'additif E621, le glutamate. Une possibilité d'interaction entre glutamate et aspartame a été démontrée in vitro en 2005 et même in vivo chez la souris en 2006. Dans le but de mettre en évidence des interactions possibles entre additifs alimentaires autorisés et évalués séparément, les effets neurotoxiques de quatre additifs ont été étudiés en combinaisons binaires. Il s'agit d'une part du bleu brillant (E133) et de l'acide L-glutamique (E621), et d'autre part du jaune de quinoléine (E104) et de l'aspartame (E951). Des cellules de neuroblastomes[58] NB2a de souris sont mises en présence des additifs, et l'induction de la croissance et de la différenciation des jeunes neurones est étudiée. Après vingt-quatre heures, les cellules sont fixées et colorées, la longueur des neurones est mesurée en microscopie et soumise à l'analyse d'image. La neurotoxicité estimée par inhibition de la croissance des neurones augmente de 10 à 50 % sous l'effet des colorants azoïques et de 50 à 60 % avec l'aspartame ou le glutamate. »

Ces études complexes mais effectives pourraient selon le Pr Narbonne expliquer les effets neurotoxiques de l'aspartame avec l'apparition du syndrome de déficit d'attention et d'hyperactivité (ADHD) chez des enfants ayant un fort niveau de consommation

---

58. Le neuroblastome est une tumeur solide extra-crânienne la plus fréquente chez le jeune enfant. C'est un cancer touchant des cellules souches embryonnaires de la crête neurale qui constitue le système nerveux autonome sympathique. Le neuroblastome peut être associé à la maladie de Hirschprung, qui est une anomalie de la partie terminale de l'intestin provoquant des occlusions.

d'aspartame. Il évoque aussi une étude de l'Académie américaine de neurologie (American Academy of Neurology), publiée en 2013, qui expose les effets dus à l'absorption régulière d'édulcorants : 293 925 personnes, âgées de 50 à 71 ans, y ont pris part. De 1995 à 1996, les chercheurs ont évalué la consommation de boissons telles les boissons gazeuses, thés, cocktails de fruits et cafés. Environ dix ans plus tard, les experts ont vérifié quels participants avaient eu une dépression nerveuse depuis l'an 2000. En comparant la consommation des 11 311 participants ayant eu ce diagnostic de dépression avec les autres, ils ont constaté que les personnes qui consomment plus de quatre canettes de boissons gazeuses édulcorées par jour, ont malheureusement 30 % plus de risque de développer une dépression que ceux qui n'en consomment pas. Par contre, ceux qui consomment quatre cafés et plus par jour verraient leur risque diminuer de 10 % par rapport à ceux qui n'en consomment pas. En conclusion, le risque de dépression est accru lorsque le produit est « aspartamisé ». Nouvelle accusation et nouveau silence. Le principe de précaution n'intéresse pour l'instant que les consommateurs…

5 - Qui croire ?

Malgré tout ce qui vient d'être énoncé, les diabétiques ne devraient pas avoir à craindre de tomber gravement malades en adorant boire et manger light. Une chose est sûre : personne n'obtiendra la taille mannequin via la fée aspartame. La publicité ne fait que séduire. Des artistes couturiers habillent de leur art, bouteilles et canettes... Les très doués et très médiatiques Jean-Paul Gaultier, Marc Jacobs, Karl Lagerfeld et Chantal Thomass, ont joué le jeu de la décoration des boissons diététiques... Et lorsque le consommateur retrouve en rayon sa drogue licite signée d'un grand nom pour le charmer, il ne craint rien pour sa santé. Monsieur Tout-le-Monde n'est pas paranoïaque, il vit dans un labyrinthe multidimensionnel, alerté en permanence, alors cette attention à son égard le rassure plutôt. Il voue un culte au 0 % et ne comprend pas pourquoi en redoublant d'efforts et d'achats, il ne perd pas un gramme, pire, il prend des kilos. Il ignore le prix de l'addition. Il ignore le fonctionnement de son corps.

Pour sortir des interrogations stériles, il faut des réponses simples et explicites. Mais comme tout est flou, la FDA peut continuer d'affirmer qu'on peut chauffer l'aspartame pour réaliser des desserts, alors que d'autres disent que cuire de l'E951 est proprement criminel. Qui croire ? Faut-il absolument ajouter la mention : « Attention, la cuisson tue à petit feu » avant que les diabétologues en soient scientifiquement et intimement convaincus ? Des consommateurs suivent aveuglément des recettes à l'aspartame qu'on trouve facilement sur Internet. On peut par exemple réaliser un flan à l'aspartame en poudre pour une version allégée, comme ce FLAN PÂTISSIER À L'ASPARTAME (pour cinq personnes).

• 500 ml de lait 1/2 écrémé ou écrémé ;
• 4 gros œufs ;
• 2 cuillères à soupe de vanille liquide ;
• 5 à 8 cuillères à soupe rases d'aspartame en poudre.

Préchauffer le four thermostat 6 pendant dix minutes. Dans une terrine battre les œufs avec la vanille liquide, l'édulcorant, ajouter le lait, mélanger. Verser la préparation dans un plat à four à bord lisse. Cuire au four pendant une heure (source : forum de dukan.et.nous).

Le lien entre Dukan et l'aspartame indique que l'ancien médecin n'est pas chimiste. À température normale du corps, la métamorphose de l'aspartame opère et ses métabolites peuvent être toxiques. Signalons que le fabricant Ajinomoto propose la diète Dukan dans le cadre d'informations nutritionnelles et caloriques. Dans une interview publiée par le site auféminin.com, Dukan affirmait qu'« il n'y a jamais eu d'incident » avec l'aspartame et ajouta :

« Ma position est la même que de nombreux scientifiques et elle est très claire : **l'aspartame n'est pas en cause.** Cette polémique est le fruit d'attaques lancées par des "corbeaux" dont c'est quasiment le métier. Je n'ai personnellement aucun intérêt à préconiser l'aspartame, je le défends parce que je le pense. L'aspartame existe depuis vingt-cinq ans. Aucun pays ne l'a jamais interdit. Il est utilisé d'après mon estimation par au moins 1 milliard d'individus de par le monde sous forme de boissons light, chewing-gums ou toutes autres sortes de produits dans lesquels on le trouve et il n'y a jamais eu d'incident pendant ces vingt-cinq années. Je ne connais même aucun aliment ou médicament qui ait été testé pendant aussi longtemps et sur autant de personnes ! D'ailleurs lors d'une interview, j'avais demandé son avis au professeur Khayat (l'un des premiers cancérologues des États-Unis). Je lui ai posé la question clairement : l'aspartame présente-t-il un risque de cancer ? Sa réponse fut tout aussi limpide : PAS DU TOUT ! En tant que cancérologue, il était bien plus préoccupé par le surpoids qui présente un vrai risque de cancer contrairement à l'aspartame. Ainsi même, dans la mesure où l'aspartame peut réduire le surpoids, il est plutôt conseillé que déconseillé ! »

Pas du tout n'est pas une réponse. Et l'on a envie de répondre que si l'aspartame fait grossir, on peut être offusqué par tant de « légèreté » ! Seuls les véritables pâtissiers sont précautionneux en matière de santé. Ils savent qu'il ne faut pas chauffer l'aspartame. Mieux, à l'école des pâtissiers, on explique que la loi autorise l'utilisation d'aspartame, mais que le maltisol (E965), polyol qui n'abîme pas les dents et ne provoque que des troubles gastriques, est préférable à l'utilisation d'édulcorants interdite pour les nourrissons et enfants en bas âge (source de 2004 pour la pâtisserie artisanale). On attendrait la même précaution de la part de l'EFSA et de la FDA !

En pâtisserie industrielle, on apprend que Canderel proposa en 2009 du sucralose. Y aurait-il eu un désengagement des fabricants du E951 pour un produit moins dangereux ? Le sucralose est un édulcorant artificiel intense, synthétisé à partir d'une chloration sélective du saccharose. Il sucre trois fois plus que l'aspartame. La seconde force du sucralose est de rester stable à la chaleur. Il semble moins nocif et peu perturbateur, comparé à l'aspartame. Consommé, il est en grande partie, évacué de façon naturelle. Non cancérigène, non mutagène, il ne nuirait pas aux diabétiques, ne provoquerait que ballonnements, douleurs intestinales, stomacales et musculaires, quelques diarrhées, des problèmes de vessie et au pire : une panique psychotique… Tout cela pour garder la ligne… *Diet, light, slim,* sont des mots anglais le plus souvent synonymes d'édulcorants et de fitness. Christophe Charret (P.-D.G. de Diet World), un spécialiste de la diététique pense que :

« La diététique est l'étude d'un ensemble de règles propres à régir l'alimentation de l'être humain. Elle n'est pas invariable car soumise à l'accroissement des connaissances mais aussi à des effets de mode. Son application ou non a une incidence significative sur nos performances au quotidien et nos diverses facultés. Dès lors la question est de savoir si l'aspartame est à cataloguer autour de cette définition comme bénéfique, neutre, ou nuisible ? Il est bon de reprendre cette réflexion avec les principes de base des Asiatiques qui se posent toujours la question suivante en rapport avec l'alimentation : « Est-ce que cet aliment me sera nuisible ? », à l'inverse des Occidentaux qui se posent la question suivante : « Est-ce que cela va être bon pour moi ? » Simple nuance mais de taille. À mon humble avis, si l'on prend uniquement l'aspect équilibre du poids inclus dans la notion de diététique, l'aspartame est un substitut intéressant puisque bien moins calorique que le glucose. Cependant dans toute l'acception du terme diététique, la réponse est négative. En premier lieu parce que fort logiquement on ne peut remplacer ce que la nature nous offre. Cette dernière offrira une forme de perfection pour l'homme quand nous aurons saisi la partie des mécanismes qui nous échappe encore. Les substances sucrantes existent à l'état naturel, elles sont même omniprésentes et tant mieux pour nos cellules qui ne peuvent s'en passer et nous font ressentir tout manque par les symptômes d'hypoglycémie. À partir du moment où il est établi scientifiquement que l'aspartame passé à une certaine température se transforme après plusieurs étapes en acide formique, qui est un poison dangereux, et que l'on constate que l'aspartame est surutilisé par grand nombre d'industriels dans l'agroalimentaire, nous sommes en droit de légitimement nous inquiéter et de le classer comme nuisible. Le formaldéhyde peut provoquer de nombreux troubles neurologiques, de manière insidieuse et lente d'où peut-être l'absence d'une prise de conscience mondiale propre à entamer une réflexion sérieuse sur ce sujet. L'aspartame crée un besoin compulsif d'hydrates de carbone chez les consommateurs. Cet état compulsif nous éloigne également des principes diététiques de base. »

L'essentiel n'est-il pas de chercher ce qui convient le mieux à notre corps, notre métabolisme ? Pour l'instant nous savons une chose, l'aspartame fait partie des composants chimiques de notre alimentation : chose qui depuis Neandertal n'était pas arrivée. Après quatre cent cinquante mille ans de nourriture non industrielle, notre corps va-t-il s'habituer ? Allons-nous passer à la mithridatisation, qui consiste à ingérer des doses croissantes d'un produit toxique, afin d'acquérir une sorte d'insensibilité ou de résistance au produit ? Nous ne sommes pas égaux devant nos assiettes et Philippe Durrèche, conseiller en restauration collective auprès des collectivités locales, avait pu constater que les cantines préfèrent le light au naturel :

« Certains menus pour enfants ou personnes âgées ressemblent à des bombes à retardement. Force est de constater que sur l'autel du confort pour le personnel, de la sécurité alimentaire, de la recherche du prix toujours le plus bas, on a supprimé les cuisiniers pour les remplacer par des « ouvreurs de boîtes ». Peu de produits frais et bio, mais des produits dont on ignore le pedigree. Il y a des édulcorants dans certains produits issus de l'industrie agroalimentaire. Ils s'accumulent entre boissons, desserts et même certains jambons. Et tout ce qui semble délicieux au palais d'un enfant n'est pas forcément bon pour sa santé. On trouve des colorants et des édulcorants dans des yaourts et les fromages et on impose de l'aspartame aux diabétiques dans les maisons de retraite, sans leur demander leur avis. Dans les collectivités locales, crèches, cantines, maisons de retraite, les menus doivent d'abord répondre à un cahier des charges mis en place par le ministère de l'Économie, des Finances et de l'industrie : le GEMRCN (Groupe d'étude des marchés de restauration collective et de nutrition). Ce fameux « pavé » qui équivaut à une ramette de papier, revient sur ce qui est bon, ce qui doit être présent (au gramme près) et équilibré pour toutes les populations. Il s'adresse aux initiés que sont les chefs de cuisine, les élus qui s'occupent de la restauration de leur ville, les nutritionnistes et diététiciens qui interviennent pour les villes ou les sociétés de restauration. De la naissance à la mort, la « bible » nutritionnelle expose famille de produits après famille de produits. On y trouvera ainsi acceptés des exhausteurs de goûts, sirop de glucose-fructose qui a un pouvoir sucrant bien plus élevé que le sucre classique blanc (saccharose). Un des dangers de ce sirop sans vitamines et extrait de son aliment d'origine, purifié et présenté sous forme de sirop ou de poudre, c'est que si nos papilles et notre cerveau ne font pas la différence entre les sucres habituels et ce dernier, le corps, lui, fait vite la différence et va stocker ce surplus de fructose directement sous forme de graisses. Le light peut ainsi sembler préférable. Malheureusement, têtes blondes ou blanchies consomment ce qui relève plus de la chimie que de la nutrition. Selon une étude australienne, nos enfants consomment 100 additifs par jour. Viennent s'ajouter les aromatisants chimiques. La synthèse chimique a permis de fabriquer des produits n'existant pas dans la nature… Si « la dose fait le poison », nous ne pouvons que déplorer une exposition à ces produits pour nos enfants. Même avec des marges de sécurité élevées, comment évaluer pour chacun l'absorption réelle des additifs ? »

Le regretté Philippe Durrèche évoquait une vidéo tournée dans un établissement scolaire en Australie : *Les enfants : tubes à essai sur pattes.* Des aliments qui paraissaient inoffensifs mais qui contiennent des exhausteurs de goût, colorants, édulcorants et autres additifs y sont bannis, et comme par miracle, les troubles de l'attention et du comportement diminuent sensiblement chez les jeunes consommateurs. Selon lui, les médecins en France, remarquaient lors de leurs consultations de nutrition une évolution vers une faible diversité de l'alimentation, et nombreuses sont les personnes qui ont des tendances monophages, c'est-à-dire une propension à manger beaucoup d'un même produit. Ainsi, certaines consomment tous les jours des sodas, souvent de la même marque, et ne « supportent » pas de boire de l'eau, d'autres ne sont habituées qu'à deux à trois types de plats cuisinés bourrés d'additifs, d'autres prennent toujours les mêmes biscuits de qualité souvent médiocre. C'est pourquoi à l'école, les institutions devraient être les premières à mettre en place des nourritures saines et sans additifs. Philippe Durrèche s'est battu pour des cantines sans aspartame ni additifs et a fait de plus en plus d'adeptes en démontrant que cela était possible, sain et pas plus cher !

Or les boissons au sucre ou à l'aspartame remplacent l'eau et les établissements scolaires possèdent souvent des distributeurs de sodas ! Il y a donc des sources directes et indirectes pour propulser le diabète qui touche de plus en plus les enfants. Les chiffres parlent d'eux-mêmes. L'évolution du diabète dans le monde est passée de 30 millions de personnes en 1985 à 285 millions en 2010 avec une perspective de 435 millions pour 2030. En France, les traitements pour le diabète représentaient près de 2 milliards d'euros, soit deux fois plus qu'en l'an 2000 ! Le diabète de type 2 lié à l'alimentation est dû à un manque d'activité et à une alimentation souvent médiocre et trop riche. Les édulcorants deviennent alors des accélérateurs de cette maladie. Le pancréas fabrique de plus en plus d'insuline inefficace. Selon Christian Boitard, directeur de l'ITMO (Circulation, métabolisme, nutrition de l'hôpital de l'Hôtel-Dieu) : une personne sur 15 sera touchée par le diabète d'ici 2030. L'impact de l'alimentation des cantines dans l'alimentation et les habitudes alimentaires participe déjà à l'aggravation. Or, comme on peut le constater : l'aspartame fait partie de la panoplie gustative de bien des cantines, et bien sûr de la nutrition industrielle qu'on retrouve en rayons. S'ajoutent à cela, les repas à la maison, souvent trop énergétiques, sucrés et aspartamisés. Les oligoéléments n'ont pas de place dans l'alimentation rapide. Ainsi l'obésité augmente. Les cantines sont des espaces de prise de poids où il n'y a pas forcément de fontaine à eau gratuite ! Le marketing quant à lui va surtout se nicher dans les produits à risque. Faut-il attendre une progression du nombre des enfants obèses pour s'en préoccuper ? Et que dire des maisons de retraite qui affirment pour la plupart que l'aspartame n'a pas d'effet sur le poids et la santé. Sauf sur quelques sites courageux comme info-retraite.fr dont la page d'accueil informe et parle du Dr Roberts. Cet expert mondial de l'empoisonnement par l'aspartame était diabétique et avait écrit un livre intitulé *Défense contre la maladie d'Alzheimer* dans lequel il expliquait comment l'intoxication à l'aspartame aggrave la maladie d'Alzheimer. Ses patients diabétiques présentaient des pertes de mémoire, étaient victimes de confusions et souffraient de graves troubles visuels.

Le corps n'est pas préparé à une nutrition issue de la chimie. Il n'y a pas que l'aspartame à surveiller. Des études faites sur de petits rongeurs nourris au sucralose ont démontré qu'ils souffraient d'une atrophie du thymus. Ce tout petit organe est responsable du bon développement du système immunitaire chez les enfants, enfants qui de par le monde adorent les sodas chimiques… Après la puberté, notre thymus se ratatine de manière naturelle car le système de défense naturel est devenu suffisamment fort. L'ajout de « E » néfastes est dangereux pour l'équilibre du système immunitaire. Il s'agit peut-être aussi d'une nouvelle piste pour trouver la source de certaines maladies auto-immunes ? Il faudrait en tout cas se passer d'édulcorants jusqu'à l'âge adulte, se passer d'inutiles édulcorants tout court, pour que la digestion des aliments soit bénéfique à la santé ! La douce arnaque peut se révéler un jour un scandale sanitaire. Avant de vous faire votre idée, la fabrication de l'aspartame elle-même est quelque peu difficile à digérer…

6 -La fabrication de l'aspartame en France

Des usines continuent à en produire, d'autres l'assemblent avec d'autres additifs. Le leader incontesté de l'aspartame reste aujourd'hui Ajinomoto. Pour l'Europe, ce groupe avait installé son usine en France. Une journaliste de *L'Usine nouvelle* avait alors prédit un vrai succès : « Le groupe japonais renforce ses capacités de production d'aspartame au Japon et aux États-Unis. » Le marché semblait porteur en 2005 et voici le texte de Juliette Bosse-Platière publié le 6 janvier 2005 : « Leader mondial de l'aspartame avec 40 % de parts de marché, Ajinomoto entend le rester. Le groupe agroalimentaire japonais investira donc plus de 43 millions d'euros, d'ici à mars 2006, sur ses deux usines de Yokkaichi, au Japon, et de Gravelines, dédiées à son produit phare. Il portera sa production de 6 000 à 10 000 tonnes par an, et pourra ainsi fournir plus de la moitié du marché. Il conservera alors sa place de leader devant les deux autres fabricants majeurs, que sont NutraSweet, propriété du fonds d'investissement américain J. W. Childs Associates, et Holland Sweetener Co (HSC), joint-venture entre le japonais Tosoh et le néerlandais DSM. »

Et que lisait-on dans *Les Échos* du 7 janvier 1991, sous la plume du journaliste Gérard Muteaud ? « NutraSweet, filiale du groupe chimique américain Monsanto, va s'allier au géant japonais Ajinomoto, spécialiste des biotechnologies, pour construire une usine dans le Nord-Pas-de-Calais. » Dans l'article, on apprend que Bruxelles s'apprêtait à imposer des droits de douane à NutraSweet à la suite d'une plainte pour dumping face à son concurrent Holland Sweetener, qui représentait 22 % du marché européen. Le tandem choisi a bénéficié d'une prime à l'aménagement du territoire. Au départ, la production de l'usine de Gravelines fut destinée au marché européen, où résident de gros consommateurs d'E951, tels BSN, Pernod-Ricard, Cadbury-Schweppes, Orangina et Coca-Cola. L'article apportait une précision supplémentaire : « Ajinomoto n'est pas un inconnu en France, où le groupe est associé depuis 1974 à Orsan (filiale de Lafarge-Coppé) pour la fabrication d'acides aminés. » Curieux, ce mariage entre le béton et les édulcorants. Pas tant que ça, puisque ce groupe fabrique également des colles industrielles et donc des solvants.

Avant de découvrir Gravelines, l'aspartame *made in France* pour l'Europe, il est nécessaire de comprendre que tous les fabricants de sodas, de produits alimentaires ou pharmaceutiques, voient la population mondiale augmenter à leur avantage. Avec une baisse de pouvoir d'achat des consommateurs, ils sont sûrs de voir de plus en plus de gens manger et boire pour « pas cher », avant de devenir addicts. Si les pauvres « siphonneurs » de chimie *low cost* tombent malades, ils consommeront des médicaments prévus à cet effet et goûteront à nouveau et sans le savoir à ce bon vieil aspartame.

L'usine qui le fabriqua pour l'Europe, s'implanta à Gravelines, à deux pas de BASF, premier chimiste mondial qui fabrique des herbicides, et non loin d'une centrale nucléaire. Les *Escherichia coli* se mirent à produire de l'aspartame pour des millions de consommateurs. Cela créa plus de 100 emplois. Les ouvriers de l'aspartame étaient-ils informés des risques liés aux poussières ou résidus d'aspartame ? Sur le site chinois Qingdao Twell Sansino Import & Export Co., on trouve un avertissement. Si le produit se conserve deux ans, il faut « éviter la formation de la poussière, de l'approcher d'une source de chaleur, d'humidité, et il faut contrôler les sources d'allumage ». Au Canada, on considère que la poussière d'aspartame cause une irritation de la peau, des yeux et des voies respiratoires[59].

---

59. Fiche signalétique dans l'industrie canadienne, rubrique premiers soins : « En cas de problèmes respiratoires, amener la victime au grand air. Pratiquer la respiration artificielle SEULEMENT si le sujet ne respire plus. Pratiquer la réanimation cardio-respiratoire s'il y a à la fois arrêt respiratoire et absence de pouls. Consulter d'URGENCE un médecin. » Plus loin, à contact oculaire : « Ne pas tenter de donner quoi que ce soit par la bouche à une personne inconsciente. Si la victime est consciente et qu'elle n'est pas en proie à des convulsions, lui faire rincer la bouche et lui faire boire de un demi à un verre d'eau pour diluer la matière… »

Simple petit rappel historique : NutraSweet et Kelco s'étaient mariés pour le meilleur et le pire, et un article du 28 décembre 1999 de *Packaging Network* nous apprend que NutraSweet Kelco's Augusta GA fabriquait de l'aspartame et que lors de l'emballage la poussière provoqua une étrange pollution environnementale. Nous ne savons rien de plus sur cette affaire de poussières d'aspartame et guère plus sur le personnel de Gravelines qui se mit en grève en 2011 pour des questions de salaires et non pas pour d'éventuels risques de maladies professionnelles liées à l'aspartame. Or, conformément à la loi du 25 octobre 1919, une maladie peut être reconnue comme maladie professionnelle si elle figure sur l'un des tableaux annexés au Code de la Sécurité sociale. La fabrication de l'E951 n'apparaît pas dans la liste. Pourtant dans un article de *La Voix du Nord* de novembre 2014, on apprend qu'un accident s'est produit à Gravelines, mais l'enquête fut interne et la presse peu bavarde : « Un sous-traitant effectuait des travaux de soudure près d'un bac contenant une substance nécessaire à la production d'aspartame et de l'acide chlorhydrique lorsque l'incident est survenu. Le souffle de l'explosion sèche, sans flammes, a projeté le sous-traitant au sol. Il a été transporté conscient et sans blessure apparente au CHD. »

Sur Euro-Aspartame d'Ajinomoto, on pouvait lire : « Respectueuse de l'environnement, l'entreprise est certifiée ISO 14001 depuis janvier 2006. Par ailleurs, un plan d'opération interne existe en cas d'incident ou d'accident (incendie, explosion, fuite de produit chimique, blessés…), et des exercices sont réalisés régulièrement chaque année. »

L'expression « explosion sèche » peut se rapporter aux poussières inflammables. Aucune information digne de ce nom n'apparaissait au tableau d'affichage de Gravelines lors de ma visite. Les ouvriers étaient dans un no man's land informatif. L'aspartame, surtout si l'on en produit ne mérite-t-il pas qu'on se pose des questions de sécurité ? Combien de grammes de poussières peuvent respirer ceux qui le fabriquent ? Portent-ils des masques ? À Gravelines, la société Ajinomoto Sweeteners Europe implantée dans la zone industrielle de Leurette a déclaré aux autorités compétentes : « L'étude de dangers a montré que l'unité de fabrication d'aspartame ne génère aucun risque pouvant avoir un impact sur la sécurité ou l'environnement à l'extérieur du site : les rejets dans l'atmosphère sont limités (utilisation du gaz naturel comme énergie, filtration des flux de poussières, récupération des vapeurs des réservoirs de lavage et d'incinération). »

Tels sont les à-côtés de la fabrication de l'aspartame. À côté du « Mangez bien, vivez bien » d'Ajinomoto, on apprend qu'il y a eu un mort en 2011, dans le fermentateur, mais que les exercices en cas de danger ont été réalisés sérieusement. Personne ne risquait donc de boire une eau trop aspartamisée car « les eaux résiduaires sont traitées dans une station d'épuration biologique, installée sur le site. » Ajinomoto Gravelines a reçu l'autorisation d'épandage de boues par l'État français en 2009. Et il fut demandé aux usagers des boues compactées de ne les utiliser que par beau temps, c'est-à-dire quand il ne pleut pas. Ajinomoto avait le droit d'entreposer ses boues de façon illimitée et de les stocker sur des parcelles pendant neuf ou dix mois maximum, selon les dossiers officiels. Ajinomoto était lié à chaque exploitant, lequel acceptait que ses boues fassent l'objet d'un « suivi analytique » et subissent des contrôles inopinés. À aucun moment ne sont écrits les mots « résidus de fabrication d'édulcorants ». Mais aucun paysan n'a accepté d'épandre officiellement les boues en question sur des parcelles situées à plus de 100 km où d'ailleurs elles ont toutes mystérieusement disparu… Nous avons rencontré les paysans dont les parcelles sont notifiées. Ils semblaient étonnés ou affirmaient avoir refusé l'offre d'Ajinomoto. Sans m'être déplacée, les plans cadastraux m'auraient fait croire à des zones d'épandages existantes et fort dangereuses.

L'accord avait été signé début 2011 :

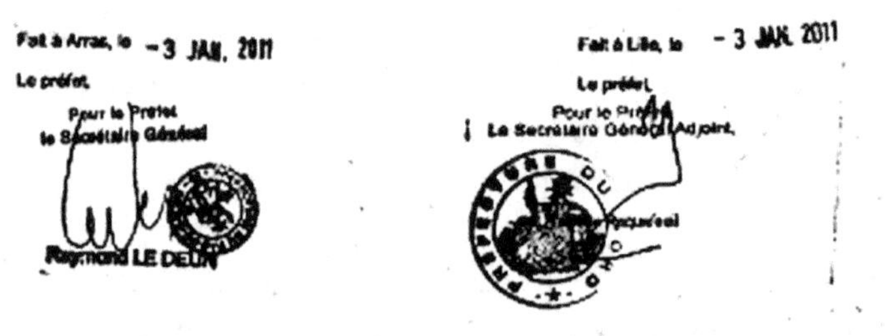

Mais où se situe la poubelle des boues ? A-t-on pris en compte l'impact d'Ajinomoto dans le voisinage pour qu'on veuille éloigner les boues très loin de leur stockage ? Et pourquoi ne sont-elles pas là où on devrait les trouver selon le Plan de prévention des risques technologiques (PPRT)[60]. Mais que fabrique vraiment le groupe japonais Ajinomoto implanté dans le monde entier ? Et pourquoi ce géant japonais, associé à Senomyx pour tester les récepteurs[61] du sucré chez l'humain, veut maintenant quitter la France, l'Europe. À cause des lois ou parce qu'on ne consommerait plus assez d'aspartame ? L'avocat des ouvriers lors de la fermeture éventuelle de l'usine, Mc Philippe Brun, malgré nos nombreux coups de téléphone, n'a pas daigné répondre à nos questions.

Comparons maintenant la production d'aspartame d'Ajinomoto avec l'industrie « observante », qui respecte les lois de sécurité. L'exemple de la société Fagron située à Saint-Denis, en banlieue parisienne, est exemplaire car celle-ci est très consciente des dangers que peuvent connaître ses employés à cause des poussières d'aspartame et de la présence d'eau. Elle nous met sur une piste… Fagron, société créée à Rotterdam, est leader mondial dans la préparation pharmaceutique ; contrairement à d'autres, sa fiche de données de sécurité en matière d'aspartame est éloquente : la poussière d'aspartame risque d'exploser et c'est sa décomposition qui est dangereuse ainsi que son contact avec l'eau.

FICHE DE DONNÉES DE SÉCURITÉ
Produit : ASPARTAM
COMPOSITION/INFORMATION SUR LES COMPOSANTS

---

60. Le plan de préventions des risques défini par la loi n° 2003-699 du 30 juillet 2003 relative à la prévention des risques technologiques et naturels et à la réparation des dommages est élaboré et arrêté par l'État, sous l'autorité du préfet du département.

61. Avant de pouvoir exciter les papilles gustatives, les substances doivent impérativement se dissoudre dans la salive car les récepteurs du goût ne fonctionnent qu'en milieu liquide. Les récepteurs gustatifs sont des chimiorécepteurs particulièrement sensibles. Les informations sensorielles quittent alors les bourgeons du goût et se rendent au cerveau par l'intermédiaire des neurones sensitifs. Des chercheurs ont découvert des nouvelles familles de récepteurs du goût. Ajinomoto et Senomyx travaillent sur ces gènes pour Nestlé et d'autres groupes et déposent de nombreux brevets.

Synonymes : alpha-L-aspartyl-L-phenylalanine methylester, E951
Numéro CAS : 22839-47-0
Numéro CE : 245-261-3
Masse molaire : 294,3 g/mol
Formule brute : C14H18N2O5
IDENTIFICATION DES DANGERS
PRINCIPAUX DANGERS
Non considéré comme dangereux selon la Directive 67/548/CE.
PREMIERS SECOURS
INHALATION
Faire respirer de l'air frais.
CONTACT AVEC LA PEAU
Laver abondamment à l'eau. Enlever les vêtements souillés.
CONTACT AVEC LES YEUX
Rincer abondamment à l'eau pendant au moins 15 minutes en maintenant les paupières écartées.
MESURES DE LUTTE CONTRE L'INCENDIE
RISQUES PARTICULIERS
Danger possible d'explosion de la poussière.
MESURES À PRENDRE EN CAS DE DISPERSION ACCIDENTELLE
PRÉCAUTION DES PERSONNES
Éviter la formation de poussière.
PROTECTION DE L'ENVIRONNEMENT
Ne pas rejeter à l'égout.
MÉTHODES DE NETTOYAGE
Récupérer à l'état sec. Acheminer vers l'élimination
Nettoyer.
MANIPULATION ET STOCKAGE
STOCKAGE fermé, dans un endroit sec.
EXPOSITION/ PROTECTION INDIVIDUELLE
ÉQUIPEMENTS DE PROTECTION INDIVIDUELLE
Pour une manipulation normale, aucune protection n'est nécessaire.

Dans le cas d'une exposition prolongée à la poussière, un masque antipoussière est recommandé.

Des lunettes de sécurité peuvent protéger de la poussière.

Le port des gants est recommandé en cas d'exposition abusive.
STABILITÉ ET RÉACTIVITÉ
PRODUITS DE DÉCOMPOSITION
DANGEREUX
CO2, CO, NO[62]
INFORMATIONS TOXICOLOGIQUES
Toxicité aiguë
DL50 (oral, rat) : > 5000 mg/kg

Bref, on comprend que l'aspartame doit rester au sec. Or, où envoie-t-on les boues de Gravelines ? Dans une région inondable ! Il y a quelque chose qui « cloche » dans le raisonnement. Ayant reçu l'autorisation d'épandre ses boues sur des sols dédiés à l'agriculture, sauf les jours de pluie, la société Ajinomoto reçut malgré tout l'autorisation d'épandre les scories d'aspartame et de néotame dans une région en zone dite vulnérable et inondable ! Dès 2009, le préfet du Nord-Pas-de-Calais avait donné son aval pour des dizaines de communes pour des parcelles très éloignées du site de production. Étaient prévues 6 450 tonnes de chaulage et 7 200 tonnes de compostage. Ce qui faisait un total de 13 850 tonnes. Envolées…

Je me suis rendue à Gravelines début février 2015. L'usine qui devait être fermée en 2014 pour délocalisation en Asie était en pleine activité. Impossible de rencontrer le nouveau patron qui me laissa le numéro de téléphone du standard où je me trouvais pour le rappeler ultérieurement. Je voulais savoir ce que devenaient les boues sorties de cuves immenses, lorsqu'elles quittaient ce lieu vaillamment gardé. Dans l'enquête publique, Ajinomoto avait dû définir son activité auprès des instances compétentes et disait :

« La SAS Ajinomoto Sweeteners Europe est spécialisée dans la fabrication d'aspartame, la molécule d'aspartame est le résultat d'une réaction entre deux acides aminés : phénylalanine et acide aspartique. Le dossier d'enquête souligne bien combien les effluents générés sont des substances aqueuses essentiellement organiques et précise que les produits sont des substances biodégradables et non dangereuses. »

---

62. Un polluant atmosphérique une fois oxydé : monoxyde d'azote.

Mais où étaient passées les boues non « dangereuses » ? Aucun des agriculteurs de la zone autour de Dimont, et ce, dans un vaste rayon, ne les a acceptées. Les propriétaires des parcelles, n'avaient souvent jamais entendu parlé de boues d'Ajinomoto, mais de quelques camions venus de la zone industrielle de Gravelines, qui passaient dans le coin.

Mme Chabannes, maire de Douriez, s'était déplacée à Gravelines pour se faire l'interprète de nombreux maires de communes concernées pour regretter qu'aucune permanence n'ait eu lieu dans le Pas-de-Calais auprès de la population directement intéressée par ce problème. Elle était accompagnée du président d'une société de pêche. Après trois campagnes d'affichage public, selon le rapport du commissaire-enquêteur du 2 avril 2009, cinq communes ont refusé l'épandage.

La société de pêche Entente de l'Authie fut la plus virulente dans son refus. Les autres communes ont refusé l'épandage pour garanties insuffisantes quant à l'évolution de la décomposition des boues. L'avis fut défavorable à Maintenay pour cause de ruissellement des eaux, de nappes phréatiques pouvant être touchées. Les interrogations ont fusé du fait d'un tel éloignement et en l'absence de traçabilité du transport de boues. La pollution aérienne a été évoquée. En fait, toutes les communes ont refusé ces boues ! On peut suivre celles de McCain et de Bonduelle, mais pas celles d'Ajinomoto. L'enquêteur public avait demandé un rendez-vous à l'usine Ajinomoto. Il a rencontré M. Hugues Denby Wiljes et le directeur de l'usine de l'époque, Jean-Philippe Loy. Il déposa un questionnaire précis (28 questions), les invitant à y répondre par écrit dans un délai de douze jours. Voici un résumé de l'enquête de M. Michel Gilmet, qui s'était déplacé sur le terrain :

— Pourquoi épandre si loin ?

— Pour ne pas mélanger trop de matières organiques dans un même secteur.

— Pourquoi l'enquête publique s'est-elle déroulée à Gravelines et non dans la zone choisie pour l'épandage[63] ?

---

63. La question est vraiment explicite et signifie : pourquoi épandre là où personne n'est consulté !

— Libre aux conseils municipaux de recueillir les remarques de leurs administrés.

— Pourquoi l'enquête a-t-elle été transmise à la préfecture du Pas-de-Calais ?

— Il s'agit d'un dépôt officiel.

— Pourquoi ne pas avoir organisé de réunions publiques ?

— Elles sont obligatoires si elles sont demandées…

— Pourquoi épandre après la moisson, quand il n'y a pas de pluviométrie ?

— Pour protéger la nappe phréatique.

— Quels sont les impacts à long terme sur le sol et sur les cultures ?

— Un suivi agronomique a été demandé, en particulier un suivi sur la teneur en métaux (On ne sait toujours pas ce que contiennent réellement les boues d'Ajinomoto) et une mesure des reliquats en hiver.

— Quel est l'impact sur la faune ?

— Boues enfouies limitant le contact avec la faune. Les boues sont solides, aucun ruissellement n'est prévu…

— Quel est l'impact sur la flore ? L'environnement proche, la population et les risques sanitaires ?

— Le traitement par compostage permet une « hygiénisation » des boues ainsi qu'une stabilisation dans le temps.

À travers les autres questions sur les odeurs nauséabondes, l'étude hydrologique, la pollution par ruissellement, les points de stockages, le suivi, les laboratoires en charge, on touche au but. On ne connaît pas le prestataire, mais il doit être accrédité COFRAC et agréé par l'Agence de l'eau. On ne sait pas pourquoi on ne brûle pas ces boues en circuit fermé et en quoi les boues valoriseraient des sols agricoles. La traçabilité dépend du SATEGE 62 que nous avons contacté, mais qui nous a renvoyée vers Ajinomoto. Souvent l'histoire de l'aspartame tourne en rond, mais j'ai persévéré. Un logiciel de type SIG est prévu pour pister les épandages, mais impossible de situer où les boues d'Ajinomoto ont atterri. Dans la décharge de Ramonière, près de Dimont, certains riverains étaient dérangés par les odeurs. Mais qui connaît l'odeur d'une boue après fabrication d'aspartame ? La reconquête du patrimoine écologique, la valorisation de l'agriculture, ont-elles été au rendez-vous ? Comment le savoir ? Le 31 mars 2010, le commissaire-enquêteur Michel Gilmet a donné son avis personnel « en son âme et conscience » : on doit tenir compte de son rapport et observer le code des bonnes pratiques. Il émit un avis favorable à la demande d'Ajinomoto, sous réserve. Mais où sont les cahiers d'épandages ? Et sous réserve de quel contrôle ?

Le mystère demeure quant aux boues des édulcorants fabriqués sur notre sol. Le 17 juin 2015, c'en était fini de la patate chaude : la société néerlandaise Hyet Sweet[64] rachetait l'usine pour produire un nouvel édulcorant… Le site de Gravelines portera le nom de Ajinomoto-Hyet. Hyet Sweet est répertoriée à Gravelines comme spécialisée dans la fabrication de produits pharmaceutiques de base. Hyet est un fournisseur connu au Pays-Bas. La holding fabrique de l'érythritol. Découvert en 1874, l' E968 est un édulcorant naturel du tétrahydroxybutane ou sucre alcoolisé. Une bouffée d'espoir ? Les maîtres de la chimie vont-ils enfin se préoccuper de l'impact de leurs productions ? Le Dr Mercola suggère qu'une trop grande quantité d'érythritol provoquerait des diarrhées sévères et des crampes à l'estomac. Si ce n'est que ça…

Aucune étude épidémiologique n'étant en cours sur l'effet de l'aspartame, de l'advantame et du néotame, ni aucune mise en garde précise faite auprès des médecins, il est temps d'aborder la partie concernant la santé.

---

64. Créée en 2009, cette société néerlandaise, dont le siège est basé à Breda, n'emploie que cinq salariés. Et, contrairement à Ajinomoto Gravelines, elle ne produit pas mais distribue de l'aspartame dans toute l'Europe, et chez Coca-Cola et Pepsi. Aelios finance et accompagne l'installation du site.

La santé

1 - RECHERCHES ET SUSPICIONS

Les garants de notre santé affirment que les risques sont nuls. La publicité française du Centre d'information sur l'aspartame reprend les arguments habituels d'innocuité et le texte qui suit est non retouché. À vous de juger ou du moins de jauger.

« **Mythes**

« La somme écrasante de preuves scientifiques démontre clairement que l'aspartame, même en quantités plusieurs fois supérieures à celles que les personnes consomment généralement, est sans danger et n'est pas associé à des effets indésirables sur la santé. Cependant, au fil des années, des consommateurs ont signalé des symptômes qu'ils pensaient être associés à l'aspartame.

« La FDA a mené l'enquête sur ces allégations et a conclu qu'il n'y avait pas de "preuve raisonnable de possibles effets nuisibles pour la santé publique" et "aucun schéma cohérent ou unique de symptômes signalés en rapport à l'aspartame pouvant avoir un lien de causalité avec son utilisation".

« En 1984, les Centres de contrôle de la maladie (Centers for Disease Control, CDC) ont analysé 517 de ces rapports anecdotiques et déclaré que "la majorité des symptômes fréquemment signalés étaient légers et constituaient des symptômes fréquents dans la population générale" et que des études cliniques "ciblées" seraient la meilleure façon d'évaluer ces plaintes.

« En conséquence, de nombreuses études scientifiques "ciblées" sur ces allégations ont été menées par des chercheurs experts dans des institutions académiques majeures. Les résultats de ces études ont démontré de manière écrasante que l'aspartame n'est pas associé à des effets indésirables sur la santé, notamment maux de tête, convulsions, variations de l'humeur, cognition ou réactions comportementales ou allergiques.

« En dépit de la documentation écrasante sur l'innocuité de l'aspartame, des allégations infondées prétendant que l'aspartame est associé à une myriade de maux, notamment la sclérose en plaques, la maladie de Parkinson, la maladie d'Alzheimer et le lupus, ont continué d'être répandues sur Internet et dans les médias par quelques personnes qui ne possèdent aucune expertise scientifique ou médicale documentée.

« Récemment, plusieurs gouvernements et comités scientifiques d'experts ont soigneusement évalué les allégations postées sur Internet et les ont jugées fausses, ce qui vient renforcer encore plus l'innocuité de l'aspartame. De plus, les principales autorités de santé, telles que la Fondation de la sclérose en plaques, la Société nationale de la sclérose en plaques, la Fondation nationale de la maladie de Parkinson, l'Association de la maladie d'Alzheimer et la Fondation du lupus d'Amérique ont examiné les plaintes sur Internet et ont également conclu qu'elles étaient fausses. »

On peut constater que cette déclaration affirme et innocente l'aspartame de toute pathologie humaine autre qu'anecdotique. Les consommateurs peuvent faire leurs courses les « yeux fermés ». L'histoire qu'on nous vend est celle-ci : « Ayez confiance, nos chercheurs font au mieux pour votre santé, nous ne vous cachons rien. La FDA vous l'affirme depuis les années 1970… » Or, l'aspartame peut être mis en cause dans certains troubles et la liste des maladies qu'une partie du monde médical impute à sa dégradation n'est pas connue de médecins qui ne sont ni chimistes ni toxicologues. Les pharmaciens seraient les plus à même de vous aider… Mais faut-il être un expert FDA ou EFSA pour détenir la vérité « vraie » ?

Liste des suspicions :
- Accident vasculaire cérébral
- Acouphènes
- Allergies
- Alopécie

- Alzheimer
- Anorexie
- Autisme
- Ballonnements (comme tous les édulcorants)
- Baisse de logique
- Baisse de sérotonine
- Besoin maladif d'hydrocarbonés (produits sucrés)
- Cataracte
- Cancers
- Cécité
- Coma
- Confusions
- Convulsions
- Crampes
- Crohn
- Démence
- Dépression (Et si la personne est sous antidépresseurs, l'aspartame interagit avec ces derniers et accentue la dépression.)
- Diabète type 2 et complications diabétiques
- Diarrhées
- Douleurs articulaires
- Engourdissements dans les jambes
- Épilepsie
- Epstein-Barr
- Éruptions cutanées
- Fatigue chronique
- Fibromyalgies
- Faim et soif excessives
- Glaucomes
- Gliomes de la rétine (mères ayant abusé d'aspartame)
- Gonflement local
- Hyperactivité (enfants)
- Hyper et hypoglycémie
- Hypertension pulmonaire
- Hypothyroïdie
- Insomnies
- Langue brûlante

- Lésions cérébrales
- Leucémie
- Lupus systémique
- Lyme
- Lymphome non hodgkinien
- Maladie de Ménière
- Malaises
- Malformations fœtales
- Manque de concentration
- Maux de tête et migraines
- Myélomes
- Nausées
- Obésité
- Palpitations cardiaques
- Parkinson
- Pertes de mémoire, de goût
- Prééclampsie
- Prise de poids progressive
- Problèmes cardiaques (Boissons énergisantes et light)
- Réactions cutanées
- Retard mental (mère ayant ingéré de l'aspartame)
- Respiration difficile
- Rétinopathie
- Rupture d'anévrisme
- Sclérose en plaques (intoxication au méthanol)
- SLA (Sclérose latérale amyotrophique, dite maladie de Charcot)
- Soif non assouvie
- Spasmes
- Syndrome de fatigue chronique
- Syndrome post Polio
- TDAH ou trouble de déficit de l'attention et hyperactivité. On estime qu'en France 5 % des enfants et 3 % des adolescents souffrent de ce trouble.
- Troubles bipolaires chez l'adulte et chez l'enfant
- Troubles de l'élocution
- Troubles de l'humeur
- Troubles psychiques

- Tumeurs (cerveau)
- Ulcère
- Vertiges

Il ne s'agit pas d'accuser E951, E950 ou E952 de tous les maux de la terre, par contre, on peut affirmer que l'aspartame est un promoteur de maladies et qu'il est impliqué dans certains mélanges nocifs. De nombreuses personnes à risque doivent absolument éviter d'en prendre.

L'aspartame est mauvais pour :
– les diabétiques (contrairement aux idées reçues),
– les obèses ou personnes en surpoids,
– les épileptiques,
– ceux qui ne doivent absolument pas absorber de phénylalanine,
– les personnes n'ayant jamais pris de médicaments et ne connaissant pas leur allergie au produit,
– les femmes enceintes,
– les enfants,
– les nourrissons,
– les fœtus.

Mais peut-on savoir à l'avance que l'on est susceptible de pâtir de troubles liés à la dégradation de l'aspartame ? Les effets et symptômes provoqués par l'édulcorant phare ont été étudiés en laboratoire sur des animaux qui ne réagissent pas comme l'homme. L'animal serait plus tolérant[65] tandis que des millions d'enfants de par le monde deviennent accros à l'aspartame. Les sous-produits de l'aspartame induisent une dépendance avec un phénomène de sevrage intense pour les grands consommateurs d'aspartame, lorsque ceux-ci tentent d'arrêter brutalement d'en consommer. L'aspartame provoque une addiction, et l'addiction induit un risque à plus ou moins long terme. En 2003, le docteur Mark Gold de Cambridge envoya son rapport après vingt-cinq années d'études, sur le rôle neurotoxique de

---

65. Les fœtus des rates ayant ingéré de l'aspartame sont beaucoup plus petits et leur pancréas ne fonctionne pas normalement.

l'aspartame à la FDA. Selon lui, il causait des symptômes inquiétants allant de la perte de mémoire jusqu'à des tumeurs au cerveau. Mais l'approbation par la FDA plaçait toujours l'édulcorant dans les additifs alimentaires sans danger. Qui croire quand l'organisme international de la sécurité de la chimie INCHEM trouve ses évaluations et références chez Ajinomoto pour les édulcorants, et Monsanto pour les pesticides ? Pourtant NutraSweet a été attaqué sans relâche. L'extrait d'un article du 20 août 2005 vaut d'être lu dans son jus[66], car il retrace une *class action*, un regroupement de plaintes contre NutraSweet et Monsanto. Le groupe de plaignants a réclamé 350 millions de dollars. Les charges étaient axées sur des faits avérés de racket, compétition truquée, fausses publicités, fraudes, injures, et ruptures de contrat sur la marchandisation et les garanties. Voilà sur quoi reposent l'industrie de l'aspartame et la confiance des consommateurs…

On impute parfois la sclérose latérale amyotrophique SLA ou maladie de Charcot à l'aspartame. Cette maladie sclérosante du système nerveux pourrait être provoquée par le méthanol qui est un neurotoxique. D'après les médecins, au cours de cette maladie, les motoneurones dégénèrent, meurent, des crampes apparaissent, les muscles perdent de leur volume, le langage, la déglutition et la marche sont de plus en plus difficiles pour le malade. Mais symptômes

---

66. *This morning, September 15th 2004, in San Francisco, a $350 million dollar plus class action racketeering lawsuit was filed in United States Federal District Court, court case # C 04 3872, against the NutraSweet Corporation, Monsanto Corporation, American Diabetes Association, Dr. Robert H. Moser and some fifty other defendants to be named later. Secretary of Defense Donald Rumsfeld is mentioned throughout in the lawsuit. Rumsfeld was once the CEO and President of G.D. Searle Company which got aspartame approved by the FDA in the 1982. Before taking the CEO position at G.D. Searle, Rumsfeld was Chief of Staff for President Gerald Ford. The question is, did Rumsfeld use his Washington connections to get FDA approval for aspartame when it should not have been approved ? [...] The lawsuit contains the following counts :*
1. R.I.C.O. (racketeering charges)
2. Unfair Competition
3. False Advertising
4. Consumer Remedies Act
5. Fraud
6. Breach of Warranty
7. Breach of Merchantability
8. Filed as a Class Action representing the People as a whole and Joe Bellons personal injuries as well.

communs n'ont pas forcément causes communes. Ainsi, démêler l'écheveau des causes équivaut à une enquête étiquetée *cold case*.

Quant à E621 et E951, ils forment un cocktail auquel s'ajoutent, pesticides, nitrates, et parfois alcool fort. Qui pour nous expliquer le résultat sur notre espérance de vie ? Nous savons que le glutamate est un dérégulateur hormonal de la faim qui pousse à manger sucré et favorise l'obésité, obésité qui pousse à consommer light : un vrai cercle vicieux. Et pourquoi l'aspartame donne-t-il faim ? C'est parce que de nombreux édulcorants bloquent la leptine, hormone de la satiété. La leptine est en fait une hormone digestive qui régule nos réserves de graisse, elle agit en corrélation avec une autre hormone secrétée par le duodénum. Elle intervient sur la sérotonine. En revanche, avoir un taux sanguin de leptine bas prédispose statistiquement quatre fois plus au risque de maladie d'Alzheimer. Pourtant l'American Diabetes Association (ADA) recommande l'aspartame. Le diabétologue H. J. Roberts[67], considérait que l'E951 donné aux diabétiques, équivalait à « délivrer du sel à un assoiffé ! » Une longue politique de l'autruche n'a fait qu'amplifier la promotion du diabète de type 2 et de maladies neurologiques. Or, si des troubles et des maladies surviennent et qu'ils sont dus aux édulcorants, ni les médecins ni leurs patients ne sont avertis des risques et des interactions avec d'autres produits. La complexion de l'origine des troubles vient du fait que l'on peut imputer un effet à un produit et à sa métabolisation ou à des mélanges multiples déclencheurs précoces d'une maladie à long terme. Comment déterminer les vrais coupables cumulatifs ? « Que ta nourriture soit ton seul médicament, que ton médicament soit ta seule nourriture », disait Hippocrate. »

Par précaution, personne ne doit abuser des édulcorants en place de sucre et faire marcher le pancréas en vain. Pourtant, durant vingt-quatre heures de la vie d'un consommateur, il y a possibilité d'ingérer une foule d'édulcorants sans le savoir. La prévention des maladies neurologiques, cérébrales ou liées au diabète est donc personnelle. Régulièrement absorbé, l'aspartame joue un rôle dans le diabète de type 2. Cela vient en partie d'être démontré sur des

---

67. Le Dr Roberts est membre de l'ADA, mais il n'a pas été entendu malgré ses conclusions évidentes.

souris. Dans la revue *Nature,* il est indiqué qu'à l'Institut Weizmann de Réhovot, en Israël, les souris qui boivent de l'eau à l'édulcorant commencent une intolérance au glucose en quelques semaines. Les succédanés de sucre censés prévenir la prise de poids en limitant la quantité de calories absorbées contribueraient au développement de troubles du métabolisme. Les chercheurs de l'Institut Weizmann, ont d'abord soumis des souris à un régime enrichi en édulcorants, successivement l'aspartame, le sucralose et la saccharine. Au bout de onze semaines, ces rongeurs souffraient d'hyperglycémie, ce qui n'était pas le cas pour d'autres souris soumises à un régime dépourvu d'édulcorants. Or l'hyperglycémie est considérée comme un des signes précoces du diabète de type 2, avec le développement de l'insensibilité à l'insuline, hormone impliquée dans la régulation des apports énergétiques de l'organisme. La consommation d'édulcorants par des souris, perturbe les microbes de leur intestin et entraîne une élévation de leur taux de sucre dans le sang. Soupçonnant les bactéries intestinales de jouer un rôle dans cet effet, les chercheurs ont ensuite administré aux souris consommatrices d'édulcorants des antibiotiques, qui ont détruit leur flore intestinale (ou microbiote). Afin de confirmer le rôle joué par le microbiote dans l'élévation de la glycémie, les scientifiques ont transféré des bactéries intestinales de souris soumises à un régime enrichi en édulcorants à des souris dépourvues de microbiote. Six jours après ce transfert, les souris receveuses souffraient également d'hyperglycémie ! Les chercheurs israéliens ont ensuite étudié les réactions d'un groupe de 381 personnes qui participaient à une étude nutritionnelle. Celles qui consommaient régulièrement des édulcorants présentaient diverses altérations de leur métabolisme, dont une hyperglycémie. Finalement, ils ont demandé à sept personnes qui ne consommaient normalement pas d'édulcorants d'absorber durant une semaine une quantité correspondant aux doses habituellement recommandées. Quatre des participants ont alors vu leur taux de sucre dans le sang augmenter en seulement quelques jours. « Il semblerait donc que les édulcorants aient un effet sur l'organisme même à court terme », précisa le Dr Eran Elinav, l'un des chercheurs. Quant à Luc Tappy, il estime que le nombre de personnes ayant pris part à l'expérience est trop faible pour en tirer une conclusion. C'est en tout cas un premier pas vers la compréhension du corps holistique, du lien entre la flore intestinale, le cerveau, l'alimentation, la chimie alimentaire et le métabolisme. Notre deuxième cerveau serait nos intestins pourvus de neurones[68]. Ce qui expliquerait que cerveau et intestins peuvent souffrir ensemble, de l'intestin au cerveau, et du cerveau à l'intestin qui possède autant de neurones que la moelle épinière. C'est le système nerveux entérique qui est touché par les édulcorants. Michel Neunlist, directeur de l'unité 913 de l'INSERM affirme que : « *Les neurones intestinaux sont issus de la même plaque neurale embryonnaire que les neurones cérébraux qui forment le tube neural et la tête. Mais eux colonisent le tube digestif du haut vers le bas, jusqu'à sept semaines de grossesse. Ils se connectent ensuite pour former les réseaux, sans autre structure, tout comme l'encéphale.* Cent millions de neurones dans le tube digestif, et le réseau entérique SNE est impliqué. »

Des scientifiques de Baltimore viennent de démontrer que la flore microbienne intestinale peut influencer le développement des maladies auto-immunes comme la sclérose en plaques.

Nous savons maintenant que la transformation de l'aspartame dans notre corps peut toucher le cerveau, le pancréas, les intestins. Acesulfame-K et sucralose, eux, s'attaquent au thymus. Saccharose, sucrose et sucralose n'ont pas le même parcours que le sucre. Le sucre est reconnu par les enzymes du corps. Le sucralose est absorbé dans le sang et la presque totalité se retrouve dans les urines ou les fèces. 3,3 % à 7,2 % de sucralose restent dans le corps après cinq jours. Il y aurait une toxicité potentielle et un risque pour notre ADN… Le sucralose s'accumulerait dans le foie et les reins. Selon le Dr Mercola, les fabricants de sucralose se « fichent de nous ». Les assurances maladies et les nutritionnistes seraient-ils donc paresseux ou mal informés ?

La saccharine peut provoquer des cancers de la vessie et les métabolites de l'aspartame sont neurotoxiques. Mais il existe des maladies « caméléons » qui peuvent être réactivées par l'aspartame. Prenons la maladie de Lyme sexuellement transmissible.

---

68. *Science et Avenir*, juin 2012. L'intestin a été baptisé le « deuxième cerveau » par Michael Gershon, professeur au Département d'anatomie et biologie cellulaire de l'université Columbia, à New York.

James Bowen expliquait en 2002 que le système immunitaire se « perd » avec ce qu'il appelle les jumeaux (Lyme et aspartame). Les deux ensemble provoquent une auto-immunité, comme lorsque le thymus se dérègle avec le sucralose. Un patient de 61 ans avait tous les symptômes de l'empoisonnement à l'alcool de méthyle et souffrait d'horribles allergies. Le test à la maladie de Lyme fut d'abord négatif, mais ses os et cartilages vinrent à se fractionner. La maladie (non traitée) existait en douce. Toute sa vie, le malade avait consommé une alimentation truffée d'aspartame et l'édulcorant avait provoqué un désordre immunologique et un syndrome d'hypersensibilité chimique. Lyme et aspartame ont tous deux un aspect « bloquant » et faussent les réponses immunitaircs. L'enquête avance peu à peu, mais l'ampleur des méconnaissances augmente. Personne n'ose dire que certains édulcorants sont des poisons à retardement. Cette chimie invasive à répétition est méconnue du corps médical. Selon le Dr Woodrow Monte, auteur de *While Science Sleeps : A Sweetener Kills*, « pendant que la science dort, un édulcorant tue », le taux de mortalité augmente en fonction de la consommation d'aspartame.

Organe cible	Cible du formaldéhyde	Affection	Variation sur 35 ans
Cerveau	Tissus vasculaires, protéine Tau	Maladie d'Alzheimer	+10 000 %
	Protéines basiques de la myéline	Sclérose en plaques	+100 %
	Tissus vasculaires, endothélium	Maux de tête, convulsions	+ ?
	Tissus vasculaires, endothélium	Tumeur glioblastome	+200 %
Yeux	Rétine	Dégénérescence maculaire	+30-40 %
Vaisseaux sanguins	Intima et media de l'aorte	Athérosclérose	+ ?
Peau	Fibroblastes	Cancer de la peau	+400 %
	Fibroblastes	Dermatite	+ ?
	Cellules périvasculaires	Lupus	+300 %
Seins	Épithélium	Adénocarcinome	+50 %
Reins	Épithélium des tubules	Cancer des reins	+200 %

	Épithélium	Suractivité rénale	+100 %
Os	Membrane synoviale	Polyarthrite rhumatoïde	+ après déclin
Pancréas	Ilots de Langerhans, production d'insuline	Diabète de type 2	+1 000 %
Poumons	Fibroblaste	Pneumopathie chronique	+100 %
	Fibroblaste	Adénocarcinome	+ ?
Fœtus	Méthylation de l'ADN	Autisme ou malformations	+2 500 %
	Foie, poumons, reins	Accouchement prématuré	+ ?
Foie	Plusieurs cibles	Cancer du foie	+300 %

Source : Dr Woodrow Monte

Les graphiques du Dr Monte laissent songeur : les courbes de mortalité se suivent, et en hausses fulgurantes, avec neuf ans d'écart pour la sclérose en plaques (1990), Alzheimer part en flèche en 1981, le lupus démarre en 1979. Les cancers du cerveau se multiplient avant l'apparition des portables en cette même année. La courbe de l'autisme suit celle de la consommation d'aspartame et démarre franchement en 1985, les lésions du tube neuronal chez l'enfant, vers 1987, les cancers des reins dès 1979, du foie et des poumons en 1980. Prudent, confiant ou méfiant ? À vous de choisir.

2 - EFFETS NÉFASTES AVÉRÉS ET NOUVELLES PISTES

Aux États-Unis, les autorités furent obligées de dire officiellement que l'aspartame était « dangereux pour les sujets atteints de phénylcétonurie », mais seulement en 2003... Selon l'état physiologique d'un individu, une réaction chimique peut ne pas avoir la même signification, mais combien les assurances ont-elles déjà payé pour les dégâts occasionnés par la phénylalanine par exemple ? En concentration élevée elle agit comme une substance tératogène et l'enfant d'une mère phénylcétonurique dont le régime n'est pas strictement contrôlé présente un risque très élevé de retard mental, de microcéphalie, de retard de croissance intra-utérin et de malformation cardiaque et finalement de mort prématurée. Les enfants souffrant de cette maladie doivent absolument éviter l'aspartame, car l'accumulation du composé toxique endommage leur cerveau. Comment suivre un régime draconien, lorsqu'on ne sait pas ce qu'on ingère ni les effets dus aux excipients ? L'une des conclusions concernant la phénylalanine est alarmante. Les données des études sur l'animal et l'homme suggèrent un possible effet chronique à dose élevée de la phénylalanine sur le développement embryofœtal caractérisé par un retard de développement intra-utérin, des malformations cardiaques et viscérales et des effets neurologiques[69]. Les

---

69. Dans le langage médical, on dit que lorsque la phénylalanine-hydroxylase est absente ou réduite de manière stricte, la phénylalanine s'accumule dans le sang et les tissus, de telle sorte qu'un taux de 1 000-1 200 µmol/l peut être atteint. Le taux normal de phénylalanine est de 40-120 µmol/l de plasma. Or chez l'enfant la barrière encéphalique est perméable.

données sont plus nombreuses chez l'homme que chez l'animal. Sans défense, le fœtus ne doit surtout pas absorber de telles substances : son cerveau est mal protégé face à des envahisseurs si discrets... Selon le Dr Woodrow Monte, le problème majeur est le méthanol, qui peut contribuer à des maladies chroniques. Il précise qu'on sait depuis 1940 que le méthanol n'est pas synthétisé de la même manière par les animaux de laboratoires que par les humains, et qu'il se transforme facilement en formaldéhyde. Selon lui, certains organes sont plus touchés que d'autres.

Les femmes enceintes ne devraient pas consommer d'aspartame, bien que l'E951 soit plus dangereux pour les hommes que pour les femmes. Dans l'industrie, la solution de formaldéhyde est un liquide combustible très corrosif qui doit être manipulé conformément au code des liquides inflammables et combustibles. Ce même formaldéhyde traverse le placenta et peut se retrouver dans le lait maternel. Son élimination est respiratoire et rénale. Il se transforme en acide formique qui se fixe sur certains organes comme les reins ou le cerveau. Mais qui peut réellement attribuer certaines maladies ou malformations aux édulcorants, en particulier l'aspartame ? Personne... Alors, reprenons les données acquises en partant de ses trois composants principaux. Autrefois appelé carbinol ou esprit-de-bois, car obtenu par distillation sèche du bois, l'alcool méthylique, aujourd'hui nommé méthanol, est un liquide incolore d'odeur agréable, miscible à l'eau et dans l'acétone. Il entre dans de nombreuses synthèses chimiques. L'alcool méthylique a de nombreux usages dont la production de cholestérol, de vitamines, d'hormones et de nombreux produits pharmaceutiques. Il sert aussi d'ingrédient pour l'antigel de purge des systèmes de freinage et de dénaturant d'alcool et c'est aussi un agent de déshydratation dans le gaz naturel. Mais quel peut être le lien avec des atteintes neurologiques ? Jusqu'en 1981, aucune influence n'était visible. La courbe des déficiences neuronales découvertes chez des fœtus suivait comme en parallèle la consommation des produits light, en particulier les boissons. Les deux hausses coïncidèrent parfaitement. Mais la cause pouvait être de toute autre nature : la pollution, l'hérédité, le stress, l'alcool, la drogue, etc., la plus forte cause des déficiences étant l'alcoolisation fœtale (mais le méthanol est de l'alcool méthylique.) Les pics de consommation aux États-Unis des boissons édulcorées appelées *low carb* se situent précisément en 1994, 1996 et 2000. Correspondaient-ils à une augmentation de déficiences cérébrales qui peuvent occasionner une détérioration du fonctionnement intellectuel ?

Prenons maintenant l'exemple européen. En 1996, dans les pays comme la France, on comptabilisait 721 cas de déficiences neuronales sur 100 000, ce qui donne un total d'un peu plus de 7 cas sur 1 000, soit 0,07 % des bébés. Aujourd'hui nous en sommes déjà à plus de 1 %, et cela en moins de dix ans ! L'alcool est susceptible de provoquer des malformations congénitales ou de perturber le développement, or, aujourd'hui, la consommation moyenne d'alcool par jour est de 27 g par personne en France, contre 65 g vers 1930, et pourtant les cas de déficiences neuronales augmentent. Certes, les femmes boivent plus qu'en 1930, mais cela n'explique pas tout. En France, on dépiste aujourd'hui des retards mentaux qui ne sont pas dus qu'à l'alcoolisme ou au plomb, alors pourquoi ne songe-t-on pas à autre chose, à l'aspartame par exemple ?

Les troubles mentaux les plus courants actuellement répandus dans de nombreux pays sont la dépression, les troubles bipolaires, la schizophrénie et le trouble obsessionnel compulsif. Le modèle de consommation reflète souvent le fait que les patients sont souvent en manque de nombreux nutriments, vitamines essentielles, minéraux et acides gras et oméga-3. Le méthanol issu de l'aspartame est sans doute un facteur aggravant. Que nous dit le dictionnaire de l'Académie de médecine sur la définition de l'alcool méthylique[70] :

---

70. « Métabolisé en acide formique dans l'organisme, il [l'alcool méthylique] est très toxique pour les cellules nerveuses : les lésions portent électivement sur l'encéphale et le nerf optique. L'absorption accidentelle d'éthanol dénaturé ou d'alcool à brûler, celle répétée d'alcools frelatés ou une exposition professionnelle non protégée est en général la source des intoxications. Succédant ou non à un état d'ivresse d'allure éthylique, apparaissent les signes de gravité : agitation, confusion mentale, céphalée et surtout rétrécissement du champ visuel. Puis il y a perte de la vision et cyanose avec collapsus d'évolution parfois mortelle. Le traitement d'urgence consiste en l'absorption de boisson alcoolique car l'éthanol, (dont le métabolisme aboutit à l'acide acétique, métabolite physiologique) déplace le méthanol et protège les cellules nerveuses contre les effets de l'acide formique. La guérison peut laisser subsister des séquelles encéphaliques et visuelles graves. Le méthanol peut donner des formes suraiguës avec cécité en vingt-quatre à trente-six heures et mort en deux à trois jours, et des formes aiguës avec cécité plus ou moins complète installée en quelques jours. »

2 - Effets néfastes avérés et nouvelles pistes

que c'est un alcool frelaté et qu'il faudrait boire de l'alcool pour le « dissoudre » afin de protéger les cellules nerveuses, le nerf optique, de sa transformation en acide formique. Lors d'un empoisonnement au méthanol, la mesure des formiates dans les urines permet de détecter l'acide formique métabolisé dans l'organisme. L'acide formique ou méthanoïque, nous le connaissons, si nous avons marché pieds nus sur des fourmis. Son nom vient du latin *formica*, « fourmis ». C'est un traceur biologique. Il est très toxique pour les cellules nerveuses…

L'ANSES dans son rapport de février 2013 fait à l'EFSA ajoute des points techniques plus complexes que le dogme de l'aspartame « produit naturel et sans risque » : le fameux méthanol jouerait aussi sur la reproduction, l'altération directe de l'ADN et le stress oxydatif par accumulation d'acide formique. Lorsqu'on assimile les mots, leurs sens et les répercussions sur notre santé, la compréhension se fait peu à peu.

L'acide aspartique et la cystéine semblent créer des lésions hypotha-lamiques, en particulier chez les jeunes animaux, probablement parce que la barrière hémato-encéphalique se ferme plus lentement et jamais complètement autour de structures comme l'hypothalamus. Le résultat sur les souriceaux[71] est l'obésité et de graves changements de comportement. Et sur le petit de l'Homme et sur l'adulte ?

Tout le monde sait maintenant que l'aspartame leurre le cerveau en se faisant passer pour un produit sucré. Et si on ne consomme plus de sucres, que se passe-t-il ? Sur les rats adultes, l'absence de glucose a de sérieux effets. Des chercheurs de l'école de médecine de l'université de Cleveland les ont nourris au *low carb* et ont étudié les résultats. Le sucre dans le sang des rats chuta, leur foie se mit à fabriquer de l'acétone qu'on retrouva dans le cerveau en place du sucre. Les rats nourris à l'aspartame eurent des déficiences en protéines et leurs cerveaux furent endommagés. Cette étude neurologique date déjà de 1995. Une période de jeûne prolongé ou un diabète provoque une cétogenèse. Des corps cétoniques se forment, dont l'acide acétylacétique qui intervient dans le métabolisme des lipides. La décomposition imparfaite des acides gras peut provoquer une cétonémie, ou une cétonurie. En général on y répond par une

---

71. On trouvera des photographies à profusion sur Internet.

insulinothérapie. Autrement dit, sans le bon carburant, notre corps, dupé par des solvants internes et des surdoses de crédulité, ne se sent pas très bien.

Selon l'étude américaine, « Birth defects caused by aspartame » (« Les malformations du nouveau-né dues à l'aspartame »), les mères qui avaient bu trop de *Diet Cola* pendant leur grossesse pouvaient donner naissance à des bébés au crâne déformé ou hydrocéphale. Ces bébés, dont le crâne peut atteindre 91 cm de tour de tête, sont des victimes, telles des souris de laboratoire… Le *low carb* est une ineptie, car il faut de l'énergie, pas du formol et de l'acide formique pour un cerveau bébé et de future maman. Le sujet demeure compliqué, mais certaines données le rendent maintenant accessible. Simple journaliste, je suis allée piocher une foule d'informations pour y trouver la substantifique moelle et cesser de tourner autour du pot. On sait aujourd'hui que le formaldéhyde est mutagène et cancérogène par combustion, qu'il favorise l'asthme bronchique, provoque des leucémies et des cancers des voies respiratoires et qu'il a donc été classé comme cancérogène certain en 2004 par le Centre international de recherche sur le cancer. Et celui induit par la consommation d'aspartame ne serait pas nocif ? Les maladies n'auraient que des symptômes et pas de causes ?

Une décision industrielle récemment passée inaperçue révèle en creux une forme de prise de conscience : en 2013, Pepsi-Cola a lancé sa boisson light sans aspartame. Le fabricant a fait marche arrière dans le silence, semblant être passé de la méfiance minimum à la précaution maximum par l'arrêt du E951 dans ses boissons light. Est-ce l'histoire de la jeune star qui représentait Pepsi-Cola light, qui a convaincu le fabricant de ne plus en utiliser ? Ce jeune acteur mondialement connu, fut atteint de façon très précoce de la maladie de Parkinson. Dans une lettre adressée à la célèbre présentatrice américaine Oprah Winfrey, Betty Martini a exposé le fait que Michael Fox – c'est de lui dont il s'agit – souffrait de cette maladie depuis qu'il avait fait la promotion de la boisson en question. La cause de la maladie de Michael Fox était sans doute liée à son addiction au Pepsi light. Michael Fox fut longtemps le porte-parole et l'égérie de *Diet Pepsi* dont il avait abusé par goût et dépendance. Le héros de *Retour vers le futur*, puis star tombée du firmament, n'avait pas 30 ans lorsqu'il fut atteint par une maladie irrémédiable. Son image devint contre-productive. Après avoir vanté Pepsi light comme un must, il développa la maladie de Parkinson. En 2000, il fonda la Michael J. Fox Foundation for Parkinson's research, la veille de la diffusion du dernier épisode de la série *Spin City*. Est-il la preuve vivante que l'aspartame est promoteur d'une maladie neurologique précoce ? Est-ce pour cela que les nouvelles boissons light, comme Next Pepsi, ne contiennent plus une trace d'aspartame ?

Normalement, la maladie de Parkinson se déclare avant 60 ans, et c'est très inhabituel avant 30 ans, et pourtant de moins en moins rare. Mélange entre une cause génétique et environnementale, la maladie est due à une insuffisance de dopamine dans le cerveau. Or, de nombreuses études universitaires indiquent que l'aspartame fait tomber le taux de dopamine. Trop d'aspartame ferait donc chuter la dopamine et la sérotonine dans le cerveau. Michael Fox a-t-il été victime de cet effet ? La maladie de Parkinson peut-elle être déclenchée par l'aspartame dans une tranche d'âge encore plus jeune ? Telle est l'inquiétante question.

Le groupe agroalimentaire américain PepsiCo avait annoncé le 24 avril 2015 sa décision officielle d'abandonner l'utilisation de l'aspartame dans la production de ses boissons sans sucre et sans calories. Mais cela ne s'appliqua qu'aux États-Unis et les consommateurs se mirent à renâcler tant ils étaient habitués à l'ancienne boisson sans s'inquiéter de voir des adolescents et des enfants atteints par le syndrome du Parkinson juvénile. Crampes, troubles de la marche et mouvements incontrôlés sont les symptômes de cette maladie. Le point de détail qui attire l'attention, c'est que le médicament Parlodel, traitement de première intention contre la maladie de Parkinson[72] et antilactation (Pfizer et Meda Pharma), interdit la prise d'aspartame conjointe ou la prise du médicament Zyprexa (qui contient aussi de l'aspartame), cela peut provoquer

---

72. Ce médicament était également autorisé pour stopper la lactation après l'accouchement ou l'arrêter après un allaitement. La bromocriptine (Parlodel® et Bromocriptine Zentiva®) ne doit plus être prescrit dans cette indication, selon une décision publiée par l'Agence du médicament le 25 juillet 2013. (Voir le site de Medisite sur accouchement-allaitement-le-parlodel-c-est-fini.) »

un coma. Même chose pour Celance des Laboratoires Lilly, Requip (GSK) et Tasmar (Tolcapone) suspendu et remis sur le marché en 1994. Ces antiparkinsoniens en présence d'aspartame seraient excessivement dangereux ! Parlodel était, jusqu'à il y a peu, prescrit par les gynécologues… Aucune littérature sérieuse pour faire le point sur le sujet Parkinson et E951 ne m'est apparue.

En France, une actrice adorée des Français, était accro au Coca-Cola light, et de quoi est-elle morte ? De la maladie d'Alzheimer. Le Coca light, c'était la « drogue » d'Annie Girardot sur les tournages. Selon Coca-Cola, une canette de light contient 80 mg d'aspartame pour 33 cl. D'après Devra Davis, il y en aurait jusqu'à 200 mg par canette.

Une autre déficience serait due à l'aspartame : l'autisme. Dès 1983, on s'aperçut que la courbe du nombre d'autistes était en hausse aux États-Unis, et qu'elle suivait celle de la consommation d'aspartame. Quatre ans plus tard, elle la dépassait. Si l'on compare alcoolisme et « aspartamisme », les symptômes liés à l'absorption de l'aspartame doublent ceux de l'alcool dès 1984. Une nouvelle évaluation aux États-Unis sur des sujets âgés de 6 à 17 ans montrait une augmentation de cas d'autisme de 0,7 ‰ à 5,3 ‰ de 1996 à 2007. En 2003 le taux était de 1 pour 450 ! Aujourd'hui, selon l'Institut Pasteur, dans le monde, 1 enfant sur 100 est autiste… 1 sur 50 dans de nombreux États américains.

Sur les rats, on parle de dommages pouvant provoquer l'autisme, mais sur les emballages de boissons light que des enfants peuvent boire, on ne mentionne rien d'aussi triste et de terrifiant. Uniquement sur les rats… Les rats ne vont pas à l'école, alors pourquoi faire des tests sur des rats de laboratoire ? Faut-il rappeler que les enfants sont destinés à vivre sans handicaps mentaux, et non à servir de cobayes à toute addiction ? Et que sait-on sur l'impact des métabolites sur l'enfant à naître ? Charles Kokoski, aujourd'hui retraité, alors qu'il était chef de la Food Addictives Evaluation Branch, reçut une lettre de Thomas F. X. Collins au sujet des dégâts de l'aspartame sur l'animal, uniquement sur l'animal. Collins avait remarqué d'étranges anormalités : « À forte dose, les yeux semblent touchés […] Les fœtus présentent des changements remarquables au sens d'inhabituel, comme une diminution osseuse de vertèbres et phalanges et même des cas d'hydrocéphales. »

Avec une ingestion de 2 g, ils souffraient de graves malformations. L'aspartame ne paraissait pas mortel pour les lapines et souris de laboratoire à ces doses extrêmes. Mais cela signifiait que l'aspartame pouvait faire naître des monstres mais ne les tuait pas. Pour affirmer que l'aspartame est tératogène, il faut des preuves vraiment « mortelles » ! Sur Doctissimo, un site grand public, de futures mamans s'inquiètent, s'interrogent. Un généraliste leur répond qu'à partir de l'âge de 10 ans, c'est sans risque. Pourquoi pas avant, si ce n'est pas dangereux ? Parce que la barrière crânienne est encore fragile ? Sur ce site de discussions, on trouve ce témoignage : « Travaillant dans le domaine de la médecine préventive depuis plus de quinze ans, je ne peux que soutenir les conseils d'éviter absolument la consommation d'édulcorants quels qu'ils soient. L'aspartame contient entre autres, du méthanol qui à partir de 34 °C se transforme en élément toxique. Les édulcorants provoquent un réflexe céphalitique d'insuline. Le pancréas produit en effet de l'insuline alors qu'aucun sucre n'est vraiment présent. Conséquence, l'organisme réclame de plus en plus d'aliments «sucrés». J'ai observé que des personnes supprimant ces édulcorants peuvent perdre rapidement du poids dans un laps de temps relativement très court. En résumé : l'aspartame, que l'on peut trouver dans les produits light, dentifrices, plats préparés, cornichons, moutarde mais également dans les aliments pour bétail, fait grossir !!! »

On trouve sur le site Canderel des réponses à l'inquiétude d'une maman : « Je suis enceinte ou j'allaite : l'aspartame est-il dangereux pour ma santé ou celle de mon bébé ? » Canderel rassure : « L'aspartame est sans danger pour les femmes enceintes et les nourrissons. » Et plus loin, la même rengaine reprise :

« Le lien entre l'aspartame et les femmes enceintes a fait l'objet de plusieurs évaluations par de nombreuses autorités de santé, telle que l'Autorité européenne de sécurité des aliments (EFSA) ou l'Organisation Mondiale de la Santé (OMS) : il n'existe aucune contre-indication pour les femmes enceintes qui souhaitent consommer de l'aspartame, aucun risque pour le fœtus. Enfin, la consommation d'aspartame n'a aucun effet nocif sur le lait maternel. »

L'addiction mondiale à l'aspartame s'est installée, ce produit « miracle » peut avec le temps s'avérer être une catastrophe sanitaire planétaire. Le paquebot édulcorant est un *Titanic* silencieux. Avant de couler, il aura rapporté beaucoup d'argent à ses fabricants. La commercialisation de l'aspartame n'a pourtant rien d'un complot, c'est même une absence de complot, car son industrie s'est imposée au fil des ans. Cet empire ne craint pas d'être bousculé par des lanceurs d'alerte, il lui a suffi de renseigner le corps médical par ses « experts » et de laisser les citoyens faire leurs courses. Les rares récalcitrants passent pour des agités. Il est si simple de « croire » à la bonne parole d'industriels qui alimentent déjà plus d'un milliard de gosiers, ils peuvent bien perdre quelques poignées de réfractaires qui ne font pas de bruit… Rien d'affolant puisque personne ne dit officiellement que la dégénérescence neuronale peut être liée à l'aspartame ; mais si une personne supposée Alzheimer retrouve la mémoire en arrêtant d'en prendre, c'est bien la preuve que ses symptômes n'avaient pas une origine génétique ! Rappelons que l'aspartame provoquerait des tumeurs du tractus urinaire, une augmentation du taux de cancer du cerveau, de l'acidose métabolique imitant l'acidocétose diabétique, le cancer du foie et celui du poumon, une augmentation possible de l'expression génique du cancer dans les organes, des effets négatifs sur la cognition spatiale et l'insulino-sensibilité, etc. Et là, l'enquête progresse entre graisse et cerveau ! Selon une étude menée en 2011 par des chercheurs égyptiens portant sur des souris, on peut comprendre que l'administration d'aspartame par voie sous-cutanée, seul ou en présence d'un léger stress inflammatoire systémique, augmente le stress oxydatif et l'inflammation dans le cerveau. Les stress oxydatifs sont responsables de maladies neurodégénératives. Or, on continue à donner de l'aspartame aux diabétiques dans les maisons de retraite, avec la bénédiction du corps médical.

Le sucralose vaut-il mieux ? L' E955, produit recommandé aux diabétiques, s'attaquerait au thymus[73] et provoquerait son rétrécissement de 40 %, un risque deux fois supérieur de déclin de la fonction rénale chez la femme, un risque accru de lymphome non hodgkinien et de myélome multiple, foie et reins hypertrophiés, taux

---

73. Le thymus est une glande granuleuse, une « verrue » en forme de papillon, bien en dessous du cou. Ce verrou mystérieux est extrêmement important. *Thymos* signifie « l'âme » et « l'esprit », en grec.

de croissance réduit, il contribuerait aux symptômes de fibromyalgie, minéralisation pelvienne anormale, hyperplasie du pelvis. Des études sur des animaux ont montré qu'à forte dose, le sucralose peut impliquer non seulement une réduction de la taille du thymus mais aussi de la flore intestinale. D'autres études mettent en évidence d'autres pathologies : panique psychotique, douleurs musculaires, diarrhée, gonflements, ballonnements, douleurs intestinales, douleur de l'estomac et soucis de vessie. Le thymus, organe mou de quelques grammes, est en quelque sorte la nurserie du système immunitaire, c'est là que viennent à maturation les lymphocytes T. Sans cette armée de microsoldats, nous serions en danger permanent. Or il existe des maladies auto-immunes comme la myasthénie, lorsque les lymphocytes fabriquent des anticorps contre les propres récepteurs de l'acétylcholine du malade. Les récepteurs détruits, l'influx nerveux n'est plus transmis, la contraction musculaire ne se fait plus correctement. Les causes du dérèglement du système immunitaire dans la myasthénie restent une énigme. Les facteurs responsables d'une maladie auto-immune ne sont pas tous connus, mais c'est essentiellement dans le thymus que les lymphocytes apprennent à tolérer les constituants de notre organisme pour ne pas les rejeter comme des corps étrangers. En cas de maladie auto-immune, on parle alors d'un terrain génétique de prédisposition. Argument qu'utilisent les fabricants d'édulcorants, ils n'y peuvent rien si vous avez des prédispositions au diabète, aux maladies auto-immunes ou aux allergies… Et une maladie aux origines multifactorielles peut avoir des facteurs génétiques qui se combinent aux facteurs environnementaux. Autrement dit, il manque un guide des édulcorants susceptibles d'être promoteurs d'une maladie sous-jacente. Mais alors, il ne s'en vendrait plus. Des informations contradictoires pavent ainsi le chemin de cette enquête, et c'est au corps médical et à ses propres cerveaux de s'en emparer. Édulcorer signifie adoucir, affadir, tempérer, enlever, retrancher… L'aspartame au lieu d'enlever un risque, en additionne qui restent indécelables.

3 - L'ASPARTAME, LE CORPS, LE CERVEAU ET LA TOXICOLOGIE

Que se passe-t-il en nous sans que nous en ayons conscience ? Avec une précision merveilleuse, chaque jour, l'organisme produit une certaine quantité d'énergie qui au départ est contenue dans les corps gras (lipides), les protéines (protides) et les sucres (glucides). L'alimentation et les réserves permettent au corps de fabriquer de l'énergie essentielle à la vie. Ces réserves se font sous la forme de glycogène pour le sucre à l'intérieur du foie, d'acides gras pour les graisses à l'intérieur des tissus adipeux, et pour les protéines à l'intérieur des muscles. Le métabolisme énergétique est source de calories mais aussi de déchets. L'urée en est un exemple. Ces résidus sont le plus souvent acides. L'organisme expulse en permanence du gaz carbonique, de l'hydrogène et des substances provenant de la dégradation de certaines cellules. Une infime partie s'agglomère ailleurs avant de disparaître ou non.

L'acétone provient des cellules en carence glycémique, c'est-à-dire en manque de sucre. Le système dit « tampon » est là pour neutraliser le pouvoir acidifiant de substances transportées par le sang à l'intérieur du système de circulation général et il serait dangereux que le cerveau soit imbibé d'acétone... Le terme d'acidose désigne l'impossibilité d'éliminer convenablement l'excès d'acide. Il provient soit d'un défaut d'élimination, soit de l'excès d'une production, comme c'est le cas par exemple au cours du diabète qui se complique d'un coma diabétique ou acidocétose. Des termes réservés au corps médical deviennent peu à peu audibles. Tout s'emboîte avec logique lorsqu'on étudie des formules qu'on ne connaissait pas auparavant. Prenons le cas de l'acidose, elle peut être le fruit d'une intoxication par un médicament, même le plus simple comme l'aspirine (acide acétyl-salicylique). Mais existe-t-il une acidose due aux scories du *sweet light* sur des sujets diabétiques ? Des complications métaboliques aiguës révèlent parfois un diabète et il existerait une cinquantaine de cas d'acidocétose diabétique pour 10 000 diabétiques dans les pays occidentaux.

Sachant que le méthanol est meilleur solvant que l'éthanol, et que l'acide formique résulte de l'ingestion d'aspartame, l' E951 peut-il être librement consommé sans restriction par les diabétiques ? Les médecins polonais J. Szponar, A. Górska, M. Majewska, M. Tchórz, G. Drelich, ont fait une étrange découverte qui répond en partie à cette question. Ils ont vu arriver aux urgences un homme d'une soixantaine d'années au pronostic vital engagé. Le corps médical suspecta un empoisonnement au méthanol car le patient présentait les symptômes d'un diabète avec hyperglycémie extrême et coma, coma qui se caractérise par une déshydratation massive. Les tests de laboratoire montrèrent une acidose métabolique[74] et respiratoire et des taux de méthanol et d'éthanol à 80 mg/dl et 0,47 g/l. Les médecins diagnostiquèrent une consommation excessive d'aspartame ayant provoqué l'empoisonnement. Dans une étude plus poussée, ils ont ensuite émis l'hypothèse que la consommation à long terme d'aspartame pouvait accélérer l'athérosclérose et le vieillissement cellulaire.

Une autre expérience prouve l'implication de l'aspartame : il s'agit d'une étude sur une famille de poissons zèbres, menée par des scienti-fiques coréens qui cherchaient à déterminer l'effet physiologique de l'aspartame en présence d'hyperlipidémie en laboratoire, laquelle se rapproche de l'état de personnes en surpoids ou obèses. Les poissons

---

74. L'acidose qui peut être également due à un jeûne, un diabète sucré non contrôlé.

zèbres[75] qu'on appelle aussi « pyjamas », ont été nourris soit avec de l'aspartame, soit avec de la saccharine, chaque édulcorant associé à un régime riche en cholestérol. Les résultats ont montré qu'en présence d'hyperlipidémie, les poissons nourris avec de l'aspartame présentaient des anomalies à se mouvoir avec une augmentation d'une l'inflammation cérébrale. 30 % de ces poissons sont morts prématurément, alors que tous ceux qui avaient été nourris avec de la saccharine ont survécu. Les poissons gras aspartamisés présentaient une augmentation de leur profil lipidique athérogénique[76] sérique avec une élévation de l'activité des protéines de transfert des esters de cholestérol. Il ne faut pas choisir entre peste et choléra, saccharine ou aspartame, mais bien s'alimenter. Pour cerner le sujet tentaculaire de l'aspartame, il faut trouver des informations scientifiques qui, au premier coup d'œil semblent insondables, mais qui sont très instructives et simplifient soudain le raisonnement.

Partout dans notre corps, marchent ou dysfonctionnent des échanges biochimiques. Certains acides aminés ne sont apportés que par l'alimentation, c'est pourquoi on les appelle acides aminés essentiels, et la phénylalanine en fait partie. D'autres sont produits par l'organisme, c'est le cas de la tyrosine, qui est à la fois apportée par l'alimentation et aussi fabriquée par l'organisme à partir de la phénylalanine. Or, la tyrosine joue un rôle fondamental dans

---

75. Source : AFP du 18 avril 2013, article de Caroline Albert : « Des chercheurs ont décodé le génome du poisson zèbre, un "organisme modèle" couramment utilisé dans les laboratoires pour étudier les maladies humaines, et découvert que 70 % des gènes du petit poisson ont un équivalent avec les nôtres. Ce génome est le plus imposant jamais décrypté chez un vertébré jusqu'à présent (26 000 gènes codants). Et il a été séquencé avec un tel degré de précision "que nous pouvons vraiment faire des comparaisons directes entre les gènes humains et les gènes de poisson zèbre", souligne Derek Stemple, généticien au Wellcome Trust Sanger Institute de Cambridge (Royaume-Uni) [...]. » Les poissons zèbres (*Danio rerio*) sont utilisés de longue date comme modèles pour l'étude des maladies humaines, notamment parce qu'ils sont faciles à élever en grand nombre en laboratoire. En outre, leurs embryons se développent à l'extérieur de la mère et sont transparents, ce qui permet d'observer facilement leur développement cellulaire.
76. Est athérogène ce qui accélère le processus d'altération dégénérative de la paroi interne du vaisseau avec formation d'une plaque de dépôts lipidiques, et aussi par la libération de cristaux lipoïdiques et de cholestérine, puis par une sclérose de la zone touchée qui peut se calcifier ou s'ulcérer. Les protéines sériques sont des protéines contenues dans le sérum et le plasma sanguin qui protègent l'organisme, transportent et régulent.

3 - L'aspartame, le corps, le cerveau et la toxicologie

la gestion de l'activité physique et mentale. Sa carence provoque dépression, hyperactivité, troubles du sommeil et troubles thyroïdiens. La tyrosine dérivée de la phénylalanine est un phénol. La transformation de la phénylalanine en tyrosine se fait essentiellement dans le foie avec l'action d'enzymes. La phénylcétonurie est une maladie génétique qui se prolonge par un dysfonctionnement de ces enzymes. Voilà pourquoi ceux qui en souffrent ne doivent pas absorber d'aspartame source de phénylalanine. Elle n'est pas mauvaise en soi, elle est dangereuse pour certains et parfois mortelle.

Les tyrosines Kinases participent aux progressions tumorales. Ces récepteurs sont aujourd'hui étudiés par le Centre de recherche de biologie moléculaire du CNRS sous le nom de SRC. La tyrosine est un acide aminé dit non essentiel, qui tire son nom de *Tyros*, « fromage » en grec, et qui a un rôle prépondérant au niveau du système nerveux. Il contrôle l'appétit, le stress, la pression artérielle. Si nous en manquons, nous pouvons souffrir de troubles émotionnels, de fatigue physique ou intellectuelle, de dépression, de somnolence, de manque de concentration, de stress, de lésions cutanées et d'une baisse de production des hormones thyroïdiennes qui contrôlent le métabolisme de base. Un surdosage provoque presque la même chose qu'une carence. La tyrosine issue de la phénylalanine peut provoquer un excès de dopamine. L'aspartame, l'air de rien, contient une armoire à pharmacie redoutable. Il peut avoir un rôle néfaste pour la vue chez certaines personnes. Le Pr H. J. Roberts était persuadé qu'il provoquait des sortes de flashs noirs devant les yeux, une vision double, des douleurs oculaires, des saignements et des déchirures de la rétine, des cataractes. Ces dernières, à leur début, peuvent être stoppées uniquement par arrêt de prise d'aspartame[77]. Selon le Professeur Roberts, l'aspartame conduit à une accélération des diabètes cliniques et à l'aggravation des complications liées au diabète. « Malheureusement, bon nombre de mes patients vus en consultation développent de sérieuses complications métaboliques, neurologiques, qui pourraient être spécifiquement attribuées à l'usage des produits contenant de l'aspartame », déplorait-il.

---

77. Pour plus d'information : *Sunshine Sentinel Press*, P.O. Box 17799 West Palm Beach, Floride 33416.

Russell Blaylock quant à lui, déclara que les excitotoxines provoquées par l'aspartame pouvaient accélérer le diabète chez des sujets génétiquement susceptibles de souffrir de cette maladie. Le docteur John Olney, professeur de neuropathologie et de psychiatrie dans le Missouri, avait consigné des cas cliniques provoqués par l'aspartame combiné au monosodium glutamate, ce mélange accroissant le nombre de dommages cérébraux chez les enfants. Le docteur Mercola l'a mis en évidence, mais aussi une armée de chercheurs[78]. Les excitotoxines sont des poisons lents. En France, on possède la liste des excipients à effets notoires (EENS), liste remise à jour en 2009 et élaborée par l'AFFSAPS (Agence française de sécurité sanitaire des produits de santé). Elle contient la phénylalanine et l'aspartame mais la note officielle ne mentionne que le danger pour les sujets atteints de phénylcétonurie. Or, chez l'enfant atteint de phénylcétonurie, la toxicité de la phénylalanine n'est avérée qu'après la naissance. Le Professeur François Feillet disait dès 2006 : « Non traitée, la phénylcétonurie entraîne un retard mental parfois profond ainsi qu'une dépigmentation, un régime contrôlé en phénylalanine permet aux patients de mener une vie quasi normale. La phényla-lanine a une toxicité sur le développement, avec survenue d'une embryofoetopathie sévère chez les enfants des femmes ayant une phénylcétonurie non traitée pendant leurs grossesses. Ces femmes doivent être informées et les grossesses doivent être planifiées avec la reprise du régime en période préconceptionnelle. Le dépistage néonatal systématique a été mis en place aux États-Unis en raison de son incidence (1 cas sur 17 000) et de l'existence d'un traitement efficace. Depuis 1970, environ 1 600 phénylcétonuries ont été ainsi diagnostiquées et traitées.

Sur un milliard de consommateurs réguliers, n'y aurait-il pas là un petit risque sanitaire ? ! La cause de la phénylcétonurie est en partie alimentaire. Or, la prévalence de cette maladie varie de 1 cas pour 3 000 à 30 000 selon les pays. Il y a peu, c'était 1 cas pour 50 000. Cette augmentation si subite provient bien d'une surdose de

---

78. Kate S. Collison, Nadine J. Makhou, Marya Z. Zaidi, Rana al-Rabiah, Angela Inglis, Bernard L. Andres, Rosario Ubungen, Mohammed Shoukri et Futwan A. al-Mohanna dans leurs travaux sur la nutrition et le métabolisme à l'hôpital de Riyad, en Arabie Saoudite.

phénylalanine. Le cerveau constitue 2 % de la masse corporelle du corps humain et craint les surdosages de sucre et d'édulcorants ; et ce qui est avéré chez l'enfant, c'est qu'une déficience due à l'aspartame semble irréparable. Chacun sait que l'hypoglycémie crée de l'angoisse, mais personne ne se doute que beaucoup d'enfants hyperactifs souffrent en réalité, d'une alimentation truffée d'édulcorants de synthèse qui ne contiennent ni vitamines ni sels minéraux.

Autre rappel de bon sens : les fruits sont naturellement sucrés, et ce sucre est toujours accompagné de vitamines (B1) et de minéraux (magnésium) indispensables à leur métabolisation. Or, on peut se droguer au sucre raffiné qui ne contient ni minéraux ni vitamines. Il oblige notre corps à puiser ces vitamines et minéraux dans ses propres réserves (comme le calcium des os). Une autre donnée interpelle : le diabète accélère sans doute le vieillissement cérébral. C'est la conclusion de l'étude Aric (États-Unis), qui date de 1987. La prévention du diabète limite les cas de démence. Mais si le diabète était réellement promu par l'aspartame entraînant des maladies neurologiques ? Alzheimer coûte 129 milliards d'euros chaque année aux États-Unis, selon une estimation de 2010. Or, avec le vieillissement de la population, et selon la même source, ce montant devrait augmenter de 80 % d'ici à 2040.

Comment le faux sucre leurre-t-il maître cerveau ? Cela commence par une belle affiche publicitaire qui active les complexes de chacun. Le *sweet light*, en sucrettes ou en boissons, feinte ensuite notre ordinateur naturel. Le cerveau y prend goût. Cet organe pas bien lourd est très gourmand en glucose dont il a sérieusement besoin. Il consomme à lui seul 20 % de l'énergie nécessaire à notre métabolisme de base, c'est-à-dire l'énergie nécessaire au corps pour vivre une journée sans activité physique. Les réserves de notre ordinateur naturel ne sont que de dix minutes. En cas d'effort, notre cerveau crie famine. Et lorsque notre « chef de bord » est en carence, il provoque malgré lui une diminution des facultés cognitives, ce qui peut conduire à des comportements aberrants. L'insuline évolue en fonction des pics de glycémie et lorsque la glycémie s'élève lors des repas, la sécrétion d'insuline augmente aussitôt, ce qui permet au sucre de pénétrer dans les cellules. Notre cerveau agit tel un pilote automatique pour le bien-être de notre corps. Dupé par l'E951, il n'est plus « lui-même ». Mentir au cerveau, c'est le mener d'erreur en erreur, et celui qui « surveille et dirige » croit bien faire et donne l'ordre d'une sécrétion d'insuline. On appelle cette phase CPIR, *cephalic-phase insulin release* en anglais. Il semble bien démontré que lorsque le petit déjeuner n'est pas équilibré en glucides, il existe des pertes au niveau cognitif (mémoire et vigilance).

Or, pour les diabétiques, il faut moins de sucre, car leur insuline ne parvient pas à le métaboliser. Le diabète est une maladie caractérisée par la présence d'un taux de glucose ou de glycémie trop élevé dans le sang. Le surpoids contribue au lien entre le diabète et la démence, car le tissu adipeux qui s'accumule avec la prise de poids réduit l'efficacité de l'insuline dans l'organisme, ce qui peut modifier l'activité et la santé des cellules du cerveau. Si l'aspartame ingéré favorise la prise de poids et qu'il est dangereux pour le cerveau, cela signifie que les diabétiques sont en danger s'ils en consomment. C'est une sorte de double peine pour eux, car au lieu de les aider à mieux vivre, on les fragilise. Pourquoi cette logique échappe-t-elle à ses prescripteurs ? Il n'y a pas que le poids, car depuis l'apparition du super-aspartame appelé néotame, les tumeurs cérébrales auraient augmenté aux États-Unis.

Maintenant que nous savons que l'aspartame est un leurre pour le cerveau, il est intéressant de comprendre le déroulement interne. Les neuro-transmetteurs libérés par les bourgeons du goût dans les neurones gustatifs, sont des informations transmises au cerveau par trois nerfs crâniens. Notre régulateur central illusionné croit que c'est du vrai glucose, mais l'édulcorant n'a pas les mêmes effets sur la mémoire et l'énergie ! Notre cerveau mal nourri se met alors en alerte, bluffé, aussi brillant soit-il, il se met en recherche d'énergie. La victime, dès qu'elle le pourra, mangera du sucre, ordre de son cerveau régulateur… Deux drogues douces donc que le faux sucre et le vrai sucre raffiné…

Les échanges chimiques dans notre usine corporelle ainsi que l'ensemble des transformations moléculaires et énergétiques qui se déroulent de manière ininterrompue dans nos cellules nous échappent. Combien d'additifs alimentaires par jour ou durant des années perturbent notre métabolisme ? Les biochimistes peuvent nous expliquer la décomposition de l'aspartame, mais peuvent-ils évaluer les conséquences de son ingestion ? La biochimie est une science très complexe et la spectrométrie nous raconte aujourd'hui ce que votre cerveau doit trier et comment il s'en sort. Selon deux chercheurs de Compiègne, la spectrométrie par résonance magnétique in vivo du proton permet de quantifier une souffrance cellulaire par l'analyse de certains métabolites. Des outils du futur en perspective offriront sans doute certaines clefs, jusqu'ici ignorées. En tout cas, l'aspartame ayant bien leurré le cerveau toute l'année, ce dernier ne cesse de compenser, et se goinfre quand il peut. Les produits « sucrants » acaloriques produisent donc l'effet inverse recherché. Deux chercheurs nutritionnistes américains, le Professeur Terry Davidson et son associée, le Professeur Susan Swithers, ont nourri pendant dix jours deux groupes de rats soit avec des liquides sucrés, soit avec des liquides édulcorés. Les deux groupes de rats pouvaient choisir ce qui était le plus tentant pour eux. Au bout de dix jours, ceux ayant reçu l'édulcorant ont mangé plus de chocolat… Or, les sodas light font fureur depuis très longtemps, surtout aux États-Unis. Au pays des premiers produits *sweet light*, le nombre de consommateurs en excès de poids représente près de 60 % de la population ! La théorie selon laquelle l'aspartame permet de maigrir par absence de sucre perd maintenant de sa substance. CQFD… Le light, c'est vraiment du lourd, mais il nous reste encore bien des choses à découvrir avant de se prononcer ou d'accuser en conscience. Pourquoi nombre de scientifiques utilisent-il le conditionnel quant à la responsabilité de l'aspartame dans certaines maladies ? N'osent-ils pas penser par eux-mêmes ou ne prennent-ils pas les alertes au sérieux ? Pourtant, une trop longue et forte absorption d'édulcorants intenses peut provoquer Alzheimer qui ne cesse de progresser dans le monde. Les laboratoires Lilly auraient trouvé une molécule qui ralentirait le processus de dégénérescence surtout chez les patients n'ayant pas encore développé les symptômes. Lilly commença ses recherches dans les années 1990 sur les troubles de la mémoire. « Repousser de cinq ans le déclenchement de la maladie permettrait de faire économiser à la société (américaine) 447 milliards de dollars par an jusqu'en 2050 », déclarait Michael Hutton, directeur scientifique des maladies neurodégénératives de ce même laboratoire. Avec d'autres laboratoires publics et privés, Lilly travaille à la mise au point de biomarqueurs, notamment pour indiquer des taux de probabilité de survenue de la pathologie. Si l'aspartame provoque pour certains la maladie, et que ces associés de Monsanto et maintenant Bayer s'en occupent, on peut dormir « tranquille » : ils vont s'attaquer à la dégénérescence neurofibrillaire, autre trait de la maladie, avec pour cible la protéine Tau qui s'accumule de façon anormale dans les neurones. Plus on avance, plus il y a de nouveaux domaines à appréhender. Il existe plusieurs explications au comportement « fou » des protéines Tau : la phosphorylation de cette protéine qui contient peu de phosphore mais qui conduit à son accumulation, le stress oxydatif qui altère les parois neuronales en modifiant les mouvements du calcium, les facteurs génétiques et l'âge. La dégénérescence est provoquée par la mort de millions, puis de milliards de neurones, avec perte de mémoire. Elle peut conduire à la démence. Normalement, les protéines Tau se trouvent dans les neurones pour stabiliser les axones. Elles sont également présentes dans les terminaisons présynaptiques. Ces protéines sont très importantes et codées par les gènes situés sur nos chromosomes : leur codage obéit à des mécanismes biochimiques et moléculaires complexes afin d'assumer des fonctions normales de vie ou de mort des cellules. Agrégées entre elles, elles conduisent à ce qu'on appelle la « tauopathie ». Les tauopathies sont des maladies rares et très éprouvantes et relativement précoces selon le docteur canadien Nathan Herrmann. Selon le Professeur Marie-Pierre Thibodeau et son équipe : il est « impératif que les cliniciens comprennent la neuropathologie moléculaire de ces divers syndromes ». Il s'agit d' « agrégation intraneuronale des protéines Tau anormalement phosphorylées, processus dégénératif qui affecte la région hippocampique », comme le soulignaient les spécialistes de médecine prédictive de Lille, Luc Buée et André Delcourte, dès 2002.

Selon la journaliste québécoise Sophie Allard « lorsque la maladie frappe dès la trentaine, la sévérité des symptômes progresse alors à une vitesse fulgurante ». Elle serait d'origine génétique, mais pourquoi y a-t-il plus de cas d'Alzheimer[79] précoces aujourd'hui

---

79. Pour mémoire, voici certains symptômes de la maladie d'Alzheimer . 1) Troubles mnésiques ; 2) Difficultés dans les tâches quotidiennes ; 3) Problèmes de langage ; 4) Désorientation spatio-temporelle ; 5) Faiblesse de jugement ; 6) Difficultés avec la pensée abstraite ; 7) Objets mal placés ; 8) Modifications de l'humeur ; 9) Modification de la personnalité ; 10) Perte de l'initiative.

qu'hier et surtout dans les pays à forte consommation de produits alimentaires nouveaux qui par milliers contiennent de l'aspartame… La maladie est reconnaissable par des lésions qui la caractérisent, les plaques amyloïdes et amas neurofibrillaires. Cette maladie atteint en moyenne 5 % des moins de 65 ans, 10 % des plus de 65 ans, 20 % des plus de 80 ans, 40 % des plus de 85 ans. Il s'agit d'une démence neurodégénérative qui touche en premier lieu les fonctions cognitives et qui se répercute sur le comportement et l'adaptation sociale des patients. On imagine le gouffre financier et la détresse des familles. Et pour soi-même, on craint d'être atteint par cette maladie « avant l'âge légal ». En France, l'Alzheimer précoce frapperait de 1 % à 3 % des patients de moins de 60 ans. La maladie se caractérise par certains facteurs dont l'hyperphosphorylation de la protéine Tau, une réduction de l'utilisation du glucose dans le cerveau (probablement par diminution des récepteurs à l'insuline), le stress oxydatif, l'inflammation, le mercure, etc. Les dégradations neurologiques et comportementales de la maladie sont multifactorielles. Alors il est indispensable de faire le tri, et avant tout, de la prévention multifactorielle si l'aspartame en fait partie ! La maladie d'Alzheimer a des origines très variées, alors, comme disait une publicité : « pas besoin d'en rajouter ». Il a fallu des millénaires pour que l'homme affine ses défenses immunitaires et son métabolisme, et un simple édulcorant aurait le droit de tout défaire ?

Témoignages

Dans l'Antiquité, bien des centenaires mouraient en parfaite santé, tel Pythagore, et avec « toute leur tête ». Nous, nous sommes de plus en plus malades et dépendants des médicaments. La silhouette et la forme physique ont toujours été liées au mode de vie et l'aspartame n'est qu'un faux remède éloigné de certains principes de base. Nous marchons moins, mangeons trop vite, et comme le dit un proverbe grec : « La santé et la raison sont les deux trésors de l'humanité. » Des dictons français nous le rappellent : « L'homme avec moins d'excès a une meilleure santé. Le pauvre a la santé, le riche a les remèdes. » Alors les risques liés à l'aspartame dans les domaines tels que l'obésité, la neurologie, l'autisme ou l'espérance de vie, sont-ils plus ou moins importants que les bénéfices ? N'étant ni médecin ni pharmacienne, j'ai voulu savoir si l'arrêt de l'aspartame avait une influence positive sur la santé. Au cours de l'écriture de ce livre, j'ai demandé à plusieurs personnes de mon entourage qui souffraient de plusieurs troubles qu'on impute à l'aspartame (glaucome, fatigue, désordre neurologique, dépression, etc.) ce qu'elles buvaient, et même si cela ne vaut rien scientifiquement parlant, je tiens à dire que deux tiers d'entre elles buvaient du Coca light et étaient diabétiques, et toutes prenaient quotidiennement de l'aspartame. L'une souffrait d'un glaucome, c'était une accro à l'aspartame et au light, et ses gommes antitabagiques en contenaient ; Dominique L. ne pouvait arrêter de prendre ces produits. Maintenant, elle n'est plus accro à l'aspartame, qu'elle l'a remplacé par de la stévia. La seconde, diabétique, a arrêté de prendre de l'aspartame qu'elle mettait partout, dans ses cafés et ses gâteaux et l'a remplacé par le tagatose. Trois mois plus tard, elle avait maigri, son élocution était meilleure, ainsi que sa station debout. Un an plus tard, elle avait encore minci et son élocution s'était nettement améliorée. On avait décelé chez elle une maladie orpheline dégénérative. Elle perdait l'équilibre et peinait à s'exprimer au point de consulter une orthophoniste. « Plus jamais je ne prendrais d'aspartame ! » m'a dit Sonia B. Pourtant c'est le corps médical qui le lui avait vivement conseillé, et elle en mettait partout. Depuis que Sonia B. ne prend plus d'aspartame, sa vie s'améliore. La troisième personne appartient à une famille de diabétiques, tous utilisant de l'aspartame et souffrant d'épisodes dépressifs. Anne D., une amie qui était dans l'obligation de faire un régime pour préserver son cœur et donc sa santé, devait impérativement arrêter de consommer du sucre. Le médecin spécialiste lui a conseillé de prendre de l'aspartame. Je l'en ai dissuadé !

A-t-on pensé aux femmes enceintes diabétiques ? Connaissant une future maman diabétique de type 1, j'ai constaté que le monde hospitalier ne lui a pas interdit les édulcorants. Je suis allée voir sur Internet ce qu'on disait à ce sujet. Sur le site Doctissimo, il est écrit : « Malgré le diabète, on peut être un gourmet… et les édulcorants peuvent être des alliés précieux pour un plaisir gustatif sans risque. » Même pour les femmes enceintes diabétique de type 1 ou 2 ? Le site évoqué parle d'absence de risque concernant la glycémie, mais ne parle pas du reste, des métabolites traversant le placenta, atteignant un cerveau de bébé. Le site canadien Dispensaire diététique de Montréal alerte sur tout autre chose, les édulcorants ne sont pas dangereux pour la femme enceinte « à l'exception des cyclamates et de la glycyrrhizine ». En ce qui concerne la glycyrrhizine, elle est reconnue GRAS et sans danger par la FDA alors qu'elle peut nuire au développement de l'enfant. Bref, qui se soucie de ce qu'ingurgite un fœtus ? Sur le site babycenter, on trouve que « les édulcorants sont sans risque pendant la grossesse ». Toutefois, le site recommande de ne pas en abuser pour éviter les ballonnements et des gaz intestinaux. Mais rien pour les mères diabétiques, sauf sur un site dédié, celui de la Fédération des diabétiques. Devenir maman lorsque l'on est diabétique, quel que soit le type de diabète, c'est possible, mais cela ne s'improvise pas ! « Si l'on peut concilier diabète et grossesse, la grossesse diabétique reste une grossesse à risques. Avec une grossesse programmée, un bon équilibre glycémique dès la conception et un suivi spécifique adapté, vous mettrez toutes les chances de votre côté pour vous et votre enfant. » Plus loin : « Des hypoglycémies et des hyperglycémies surviendront inévitablement au cours de votre grossesse, vous devrez essayer de les éviter autant que possible et quand elles surviennent, faire en sorte qu'elles ne durent pas. » Il est donc conseillé de voir un diabétologue en cas de grossesse. Mais si les diabétologues ignorent les risques ? Sur le site femmes diabétiques, on suggère un « yaourt à 0 % aux fruits sans sucre ajouté (pour l'acceptation du diabète gestationnel et du régime associé, on propose un yaourt avec édulcorant pour les femmes qui n'arrivent pas à se passer du goût sucré) ». Cette phrase est contredite plus loin par un témoignage d'une future maman : « Adieu les produits sucrés : glaces, pâtisseries, chocolat, biscuits, boissons sucrées et même édulcorées car les édulcorants sont déconseillés pendant la grossesse. »

Le témoignage qui va suivre provient de la maman d'une jeune épileptique qui s'est suicidée. Mme Libor habite le Jura et elle tient à participer à cette enquête par son témoignage : « Au début des années 1980, nous avons momentanément remplacé le sucre blanc par de l'aspartame zéro calorie. Notre fille de 6 ou 8 ans à l'époque, était épileptique, son traitement (Dépakine[80]) la faisait grossir. Le faux sucre la « forçait » à trouver de la nourriture tout le temps. Quelle erreur ! Mon mari et moi, nous avons pu observer une baisse de la vue et de l'ouïe de notre fille. Ce produit chimique (que j'ai utilisé aussi) a accentué mes douleurs musculaires, j'étais atteinte de myofasciite[81] à macrophages depuis ma petite enfance. C'est affreux comme nous sommes souvent trompés, floués… »

Ce n'est qu'un témoignage qui parle d'un médicament qui fait grossir et qui pousse à prendre de l'aspartame pour limiter l'apport

---

80. Antiépileptique lorsque les benzodiazépines se sont montrées inefficaces pour prévenir les convulsions, aujourd'hui accusé de provoquer des malformations congénitales, sa prescription a été restreinte fin mai 2015.

81. La myofasciite à macrophages est une maladie rare identifiée en 1993 par Michelle Coquet. Une controverse existe, car la maladie est plus souvent associée à la persistance pathologique de sels d'aluminium, mais l'AFFSSAPS affirmait qu'il n'y a aucun lien et que ce serait une maladie auto-immune.

de calories. La fille de cette personne est morte. Et personne pour expliquer comment s'est établi le cercle vicieux qui l'a poussée à un geste désespéré. Dans cette lettre, on ressent la détresse née du flou et du mépris. Ce qui ne saute pas aux yeux, c'est cette maladie invalidante neuromusculaire dégénérative appelée « myofasciite ». Ce qui la caractérise, ce sont des intolérances alimentaires au gluten, au lactose, à l'aluminium, et à l'aspartame. Qui songe aux malheureux intolérants à l'aspartame ? La rentabilité pousserait à ne pas se poser trop de questions lorsqu'on en fabrique des dizaines de milliers de tonnes par an dans le monde. L'ambassadeur d'Ouganda, lors d'une conférence de Laurie Moser à la Conférence mondiale de l'environnement sur l'aspartame, a assuré que dans l'industrie ougandaise du sucre, on ajoutait de l'aspartame au sucre et que le fils d'un des leaders de cette industrie ne pouvait plus marcher, sans doute à cause de sa gourmandise envers l'E951, transformée en surdosage. Il en aurait mangé comme de la poudre de sucre. Mais ce probable empoisonneur reste à disposition du monde entier pour parler à nos papilles… D'autres témoignages sont plus hargneux. La famille Mills aux États-Unis, en Georgie, est persuadée que l'aspartame a fait des ravages en son sein. Le fils est né avec des problèmes neurologiques, sa mère Karen avait été exposée pendant sa grossesse à des doses excessives de NutraSweet, de Coca light, et de 7 Up light, ainsi que des pilules à la phénylalanine, bref, un cocktail délétère ! Les problèmes de santé de son fils étaient sévères, provoquant la paralysie des cordes vocales et un dysfonctionnement de la déglutition. Il souffrait aussi de spasmes musculaires et dut subir une trachéotomie. Le sénateur Howard Metzenbaum mit la famille Mills en contact avec le Dr Louis J. Elsas, spécialiste de l'aspartame, qui conclut que Brandon avait été exposé à un fort taux de phénylalanine. Les cellules du cerveau en développement de l'enfant auraient été exposées de façon chronique à 500-600 mg de phénylalanine. Karen a porté plainte. Les Américains sont plus véhéments que nous, et nos suspicions deviennent chez eux des accusations portées en justice.

En mai 1985, le sénateur démocrate de Louisiane Russell B. Long rapporta une étrange anecdote au journaliste Alex Constantine à propos des méfaits du NutraSweet : « J'ai récemment reçu une lettre d'une personne que je connais très bien et dont l'élocution est toujours parfaite. Elle m'a dit avoir fait une diète et utilisé des boissons à l'aspartame. Elle trouvait que sa mémoire s'effilochait et il lui semblait qu'elle la perdait complètement. Quand elle rencontrait des personnes qu'elle connaissait intimement, elle ne se souvenait plus de leur nom ni même qui elles étaient. »

Cette personne était effrayée de perdre la mémoire. Selon le sénateur, quelqu'un lui suggéra d'arrêter le NutraSweet, et, peu après, sa mémoire revint. Si cela est avéré, c'est mieux que de tester l'aspartame sur des rats de laboratoire !

Selon le Dr Betty Martini, une femme du nom de Cori Brackett s'est retrouvée en chaise roulante après avoir arrêté l'aspartame. Elle souffrait d'une lésion cérébrale liée, selon elle, à une vie passée à boire des boissons light. Après huit mois d'abstinence, la lésion disparut. La même chose se produisit pour Ermelle Martinez, elle aussi en chaise roulante. Mary Nash Stoddard quant à elle, souffrait de crampes et de douleurs telles, qu'elle songea à se suicider. Elle vit six spécialistes pour toutes ses souffrances qui cessèrent mystérieusement lorsqu'elle arrêta de boire light et de consommer des produits NutraSweet. Elle a dépensé beaucoup d'argent pour savoir si l'aspartame pouvait être la cause de ses troubles. Au final, elle mit l'aspartame en accusation dans son utilisation pâtissière préconisée pour les diabétiques. Le représentant de NutraSweet, déclara : « Il est bien marqué que nos produits contiennent de la phénylalanine, ceux qui ne peuvent pas bien le métaboliser devraient le savoir [...] On peut juste apprendre aux autres à bien faire la cuisine avec de l'aspartame. » Le mari de Mary Stoddard est mort à 42 ans d'une tumeur au cerveau. Sûrement une coïncidence. Depuis, cette journaliste donne des conférences, ne cesse de s'exprimer dans les médias et compare les méfaits de l'aspartame à ceux des cigarettes. Celle qui utilisait des édulcorants en qui elle avait une confiance aveugle, déclare aujourd'hui : « Combien faut-il de cuillerées d'Equal pour que cela vous provoque une tumeur du pancréas ou du foie ? La réponse est que je n'en sais rien, car c'est un effet à long terme... J'ai vu le résultat sur mon plus jeune enfant qui commença à souffrir de migraines quand il a commencé à boire du Crystal Light. Il avait aussi les symptômes d'une attaque cardiaque... »

Elle rapporte aussi que, lors d'un reportage sur des pilotes d'avion, l'un d'eux lui dit qu'il était souvent saisi de maux de tête en plein vol depuis trois ans. Lorsqu'il arrêta de mettre de l'Equal dans son café, les migraines cessèrent. On fit la remarque à la journaliste que des millions de personnes boivent des boissons light sans avoir ce genre d'effets. La fibromyalgie, le lupus, la fatigue chronique n'existaient pas à ce point, avant, répondit-elle, ni tant de désordres psychiques chez l'enfant, ni tant de tumeurs cérébrales. Ce n'est bien sûr pas une preuve. En médecine ou en criminologie, il faut trouver le vrai coupable et les *cold case* prennent du temps à être résolus. Mais la prévention permettrait sans doute d'éviter ce genre de témoignages.

On se croirait parfois dans une pièce contemporaine, façon Molière, où des « experts imaginaires » se moqueraient de véritables malades…

4 - ASPARTAME, CERVEAU, ALZHEIMER : À L'USAGE DU CORPS MÉDICAL

Pardon pour le lecteur, mais ce chapitre, qui nous amène à réfléchir sur le « détail qui tue » à petit feu, s'adresse davantage au corps médical. Il s'agit de s'intéresser à la protéine essentielle à la stabilisation des cellules, notamment les neurones du cerveau. Dans le cas de nombreuses maladies appelées « tauopathies » dont la plus connue est la maladie d'Alzheimer, les protéines Tau s'agrègent anormalement et seraient à l'origine de la dégénérescence neuronale. Nous avons posé la question au Professeur Narbonne concernant le lien entre aspartame et maladie d'Alzheimer. Il nous explique les perturbations cérébrales dues aux métabolites de l'aspartame. Ses arguments scientifiques s'adressent davantage aux professionnels de la question, mais comme les diabétologues prescrivent encore de l'E951 et qu'ils sont susceptibles de le croire, le texte reste dans son intégralité :

« Récemment un lien a été suggéré entre formaldéhyde et maladie d'Alzheimer, apportant un nouvel éclairage sur les effets chroniques du méthanol. Une première étude concerne une exposition chronique de jeunes singes macaques à une alimentation contenant 3 % de méthanol. Ce régime entraîne un déclin des fonctions mnésiques qui persistent six mois après la fin de l'exposition. Ces altérations fonctionnelles correspondent à une augmentation de phosphorylation82 des protéines Tau dans le

---

82. On appelle phosphorylation l'addition d'un groupe phosphate qui est transférée à une molécule ou une protéine.

fluide cérébrospinal au cours de l'exposition au méthanol ainsi qu'à une augmentation des agrégats de protéines Tau phosphorylées et de plaques amyloïdes83 dans quatre régions cérébrales identifiées post mortem : lobes frontal, pariétal, temporal et l'hippocampe. Les protéines Tau assurent la cohésion des microtubules constituant le squelette des neurones et de leurs synapses. Cette concordance entre perturbations biochimiques et troubles fonctionnels va dans le sens d'une relation causale. Une étude de même protocole chez des souris (un régime à 3,8 % de méthanol pendant six mois), a montré une altération de la reconnaissance spatiale et de la mémoire olfactive. L'étude immuno-histo-chimique du cerveau montrait une élévation de la phosphorylation des protéines Tau dans l'hippocampe et une augmentation des processus apoptotiques84 dans plus de 10 % des neurones. Par contre, il n'a pas été observé de dépôts de plaques amyloïdes. Cette différence entre rongeurs et primates s'expliquerait par les différences de métabolisation du formaldéhyde déjà signalées. Deux études additionnelles in vitro sur des neurones de cortex cérébral embryonnaire et sur des neuroblastomes85 de souris, montrent que le formaldéhyde mais non le méthanol ou l'acide formique induisent une désintégration des microtubules et une hyperphosphorylation des protéines Tau. Évidemment, on n'est pas devant la démonstration d'un lien directe entre aspartame et maladie d'Alzheimer, mais devant un mécanisme possible augmentant les suspicions d'effets neurologiques de l'aspartame devant être pris en compte dans la fixation des facteurs de sécurité. D'autre part, une étude récente de Collison et de son équipe étudie les effets chroniques d'une exposition à l'aspartame une vie entière incluant la période in utero. Soumis à des tests d'apprentissage de comportement spatial, les mâles traités à l'aspartame montraient des temps d'acquisition très supérieurs aux non traités. Sur les interactions aspartame glutamate, une étude de G.M. Abu-Taweel et de son équipe a recherché les effets in vivo chez la souris, du glutamate monosodium

---

83. Les plaques amyloïdes sont des agrégats protéiques des neurones. La bêta-amyloïde coupe la communication synaptique. Ces plaques se retrouvent à l'extérieur des neurones et ont été étudiées par Alois Alzheimer au début du xxᵉ siècle. On les appelle aussi plaques séniles.

84. L'apoptose est une mort cellulaire programmée en réponse à un signal. (Du grec *apo*, « au loin » et *ptosis*, « chute ») Elle a été mise en évidence au microscope électronique en 1972.

85. Le neuroblastome est une tumeur maligne solide extra-cérébrale la plus fréquente du jeune enfant qui se développe à partir du système nerveux sympathique.

(MSG 8 mg/kg) et de l'aspartame (ASM 32 mg/kg) individuellement ou en combinaison sur les capacités cognitives et certains paramètres biochimiques comme les neurotransmetteurs ou les indicateurs de stress oxydatif dans le cerveau. Après une période d'exposition d'un mois, les animaux ont montré une forte altération des réponses cognitives et des capacités mnésiques et d'apprentissage. Prises séparément les deux substances n'altèrent pas les paramètres biochimiques du cerveau mais l'association diminue significativement les taux de neurotransmetteurs (dopamine et sérotonine) et induisent aussi un stress oxydatif.

Les relations entre une mère consommatrice d'aspartame et son futur bébé posent alors une question fondamentale : le fœtus a-t-il un risque d'être handicapé ? Toujours selon le toxicologue Jean-François Narbonne :

« La consommation d'aspartame par la mère entraîne une saturation du sang du cordon par des substances excitotoxiques pouvant induire des altérations du développement du système nerveux fœtal. De même une altération de la barrière hémato-encéphalique peut augmenter les taux circulatoires de substances excitotoxiques dans le cerveau. Ceci est spécialement vrai pour les aires adjacentes au système ventriculaire. Il faut aussi noter la similitude des effets attribués à l'ingestion maternelle d'aspartame et ceux du syndrome alcoolique fœtal. Je conclurai en disant que les effets neurologiques potentiels de l'aspartame et de ses métabolites paraissent constituer un point important à considérer dans l'évaluation des risques immédiats ou retardés du fait d'une exposition fœtale. C'est un des points importants relevés par le GECU car pouvant avoir des conséquences importantes en termes de santé publique, en particulier pour les enfants, qui apparaissent donc avec les femmes enceintes la population cible. On peut s'interroger alors sur la substitution du sucre par des édulcorants chez la femme enceinte pour compenser l'état de diabète gestationnel. En fait, le rapport fréquent de troubles cognitifs même non retenus comme probants par l'EFSA est quand même à mettre en relation avec la mise en évidence d'un stress oxydant affectant le système nerveux central, avec une déficience induite des systèmes enzymatiques de protection, mais aussi avec des modifications des neurotransmetteurs. Cette concordance des effets neurologiques chez les animaux avec les

symptômes rapportés chez l'homme y compris à des doses relativement faibles aurait dû être considérée par le panel EFSA. Les conclusions du GECU ont été présentées le 8 février 2013 (un mois pour évaluer le rapport EFSA) et peuvent être résumées ainsi : contrairement au choix final des experts de l'EFSA, le GECU recommande de retenir une dose journalière de l'aspartame en application d'un facteur de sécurité classique supplémentaire pour tenir compte de l'aspect toxicologique. Tout est question d'interprétation : en fait le point de divergence fondamental entre l'EFSA et l'ANSES est lié à la dualité des données constituant le dossier scientifique de l'aspartame. Nous sommes en face d'une exception toxicologique car le produit ingéré ne pénètre pas dans l'organisme : seuls les métabolites formés dans le tube digestif sont absorbés. Le problème des effets toxiques éventuels est donc lié aux effets individuels des métabolites, qui par ailleurs sont des substances très communes et qui se retrouvent dans l'organisme par différentes sources y compris naturelles. En fait le dossier est composé de deux parties. D'un côté du plateau de la balance il y a les données humaines qui concernent d'une part des effets recherchés par des études épidémiologiques et d'autre part les données cinétiques des métabolites auxquels les effets seraient dus. Si on adopte une démarche classique en privilégiant les études animales incluant celles réalisées suivant le protocole OCDE et répondant aux BPL86, on va vers une DJA réduite telle que celle proposée par l'ANSES. »

Le neurochirurgien Russell Blaylock accuse quant à lui le glutamate et l'aspartame d'être ensemble des pourvoyeurs d'excito-toxines, mais il n'est guère interviewé sur les plateaux télévisés. C'est vrai que parler du BBB (*Blood Brain Barrier*) tient de la gageure et du courage face aux lobbies… La barrière sanguine du cerveau est là pour le protéger d'un excès de glutamate, d'aspartame, ou de toxines. Mais cette barrière n'est pas complètement développée à l'enfance, et elle ne protège pas toutes les régions du cerveau des toxines, ce qui permet malheureusement l'infiltration d'un excès d'aspartame et glutamate qui agissent comme des neurotransmetteurs dans le cerveau humain. Leur propagation peut déclencher des taux excessifs de radicaux libres qui poussent les cellules au « suicide ». Elles sont

---

86. *Good Laboratory Practices* : « Bonnes pratiques des laboratoires ».

saines, et d'un coup, elles meurent. Trop d'aspartame ou de glutamate dans le cerveau provoquent l'invasion excessive d'ions calcium. Du calcium dans la matière grise, c'est comme un court-circuit cérébral ! Selon Nicolas Blondeau et Catherine Heurteaux, de l'Institut de pharmacologie moléculaire et cellulaire de l'université de Nice : « Les accidents ischémiques (souffrance d'un organe) et les crises épileptiques font partie des causes majeures de mort neuronale. » À l'inverse des probiotiques (pour la vie), les excitotoxines sont des pro-létal… Et visiblement il n'en faut pas des « kilos » pour nuire à notre cerveau.

5 - Excitotoxicité et autres maladies

L'E951 est fait de phénylalanine (50 %), d'acide aspartique (40 %), et d'ester de méthyle (10 %), celui-ci se transforme en alcool méthylique – ou méthanol – et en plusieurs autres produits neurotoxiques et cancérigènes résultant de leur dégradation soit par les transformations métaboliques se produisant dans l'organisme, soit par l'exposition du produit contenant l'aspartame à une température supérieure à 30 °C. Tel fut le premier carottage indispensable avant toute réflexion. Reprenons maintenant les pistes, coïncidences et informations, pour recouper certains faits afin de les vérifier. En changeant d'angle, on cesse d'avoir une vision plane et la réflexion prend du volume.

En 1957 deux ophtalmologistes britanniques, Lucas et Newhouse, avaient observé la toxicité du glutamate en constatant la destruction de neurones dans la couche interne de la rétine des souris nouveau-nées nourries avec du glutamate monosodique. Une dizaine d'années plus tard l'Américain Olney découvrit que ce phénomène n'était pas limité à la rétine, mais concernait tout le cerveau, et c'est lui qui nomma ce phénomène « excito-toxicité ». Les excitotoxines détruisent les neurones explique le Dr Russell Blaylock, neurochirurgien et nutritionniste américain, dans son livre, *Exitotoxins : The Taste that Kills* (Excitotoxines : le goût qui tue). Or glutamate et aspartame réunis sont plus menaçants en présence d'autres additifs et colorants. Ils provoquent dans le cerveau une invasion excessive d'ions calcium. On imagine que certaines maladies neurologiques chroniques sont causées par une exposition à long terme aux excitotoxines. Le cerveau exposé souffre, apparaissent ensuite certaines pathologies : sclérose en plaques ou symptômes similaires, pertes de mémoire, problèmes hormonaux et désordres neuro-endocriniens, perte d'audition, crises d'épilepsie, maladie d'Alzheimer, maladie de Parkinson, hypoglycémie, démence et lésions du cerveau. Tout cela incrimine les excitotoxines. Donc l'aspartame a sa part de responsabilité. La liste avoisine la centaine de cas et pourtant les spécialistes ne trouvent pas la cause de ces maladies quand elles apparaissent anormalement tôt. Il est difficile de dire quand l'aspartame est responsable en propre et à quel taux. Mais il existe des médicaments où l'aspartame est contre-indiqué, ce qui est une piste sur les risques encourus par les nourrissons, les enfants, les femmes enceintes, les personnes âgées ou celles dont les problèmes de santé chroniques sont causés par les excitotoxines.

Tous les sous-produits de l'aspartame induisent une dépendance avec un phénomène de sevrage intense pour les grands consommateurs d'aspartame, lorsque ceux-ci tentent d'arrêter d'en consommer du jour au lendemain. L'aspartame provoque une addiction, mais est-ce une drogue ? Le Pentagone s'y était intéressé, considérant qu'il s'agissait d'une arme biochimique.

Une des plaintes communes chez les personnes souffrant des effets de l'aspartame est la perte de mémoire. Coïncidence ou pas, en 1987, Searle, le premier fabricant de l'aspartame, avant d'être racheté par Monsanto, avait déjà entrepris une recherche sur un médicament pouvant combattre les pertes de mémoire causées par les dommages dus aux acides aminés excitotoxiques. Nous voilà passés de la formule chimique de l'aspartame aux dégâts cérébraux liés aux excitotoxines qui attaquent les neurones.

Les alarmes existent, mais les pompiers arrivent après un vieux départ de feu. En l'occurrence, il s'agit de la maison « cerveau ». Le Dr Waickman, pédiatre et spécialisée en allergies et immunologie, le Dr Hain, spécialisé en pathologie de médecine légale et le Dr Roberts, spécialiste du diabète, n'ont cessé d'alerter le monde, ce qui n'a jamais éteint le feu, c'est-à-dire la fabrication d'additifs nocifs pour la santé.

Voici maintenant une histoire transversale fort intéressante. Le psychiatre Ralph S. Walton a découvert que l'aspartame faisait baisser le taux de sérotonine (monoamine, servant de neurotransmetteur dans le système nerveux central et qui provoque des dépressions lorsqu'elle chute). Il s'en est rendu compte lors de l'hospitalisation en urgence d'un de ses patients pour dépression grave. Le malade souffrit soudain des crises d'épilepsie, ce qui était cliniquement impossible. À force de l'interroger sur ce qui avait changé entre chez lui et l'hôpital, l'homme répondit qu'à la maison, il prenait toujours son thé à l'aspartame, et qu'à l'hôpital, il en était privé ! Cette piste s'avéra plus qu'indicative. Dès 1985, le psychiatre décela chez d'autres patients des dépressions nerveuses dues à l'édulcorant. Pas de preuve absolue, mais un faisceau de présomptions, donc.

Par précaution, sachant que les cellules cérébrales n'ont pas été préparées à des invasions simultanées et masquées, on pourrait éviter à bien des patients des troubles dont ils ignorent l'origine. Depuis deux ou trois ans, l'espérance de vie semble d'ailleurs et pour la première fois en baisse. Ne serait-ce pas globalement l'alimentation, le stress et les composants chimiques de notre alimentation qui en seraient la cause ? La part des édulcorants ne peut être ignorée. En 1995, une étude américaine basée sur des données du National Cancer Institute suggérait une relation possible entre l'augmentation de la fréquence des tumeurs du cerveau chez l'homme et la consommation d'aspartame. On peut aussi attribuer cette hausse aux téléphones portables, c'est pourquoi les études devraient être comparatives.

En 2005, 2006 et 2007, la Fondation européenne d'oncologie et de sciences environnementales de Bologne publiait les résultats d'études sur des rats dont les conclusions évoquaient une augmentation de l'incidence sur les animaux exposés à l'aspartame, provoquant lymphomes, leucémies et autres types de cancer. Elle a sacrifié des milliers de rats pour comprendre l'impact[1] des édulcorants sur la santé. Malgré un *bashing* permanent, le docteur Morando Soffriti, de la Fondation Ramazzini, ne cessa d'informer l'EFSA qui continua à dénigrer ses travaux. Voici la réponse donnée par l'incriminé : « Les résultats de nos études démontrent que l'aspartame, administré à doses variables provoque une augmentation statistiquement signifi-cative, liée à la dose, de lymphomes/leucémies et tumeurs malignes du pelvis rénal chez les rats femelles et de tumeurs malignes des nerfs périphériques chez les rats mâles. Ces résultats démontrent que l'aspartame est un agent cancérogène, capable de provoquer des tumeurs à des doses inférieures à la dose journalière admissible qui est de 40 mg/kg de poids en Europe, et 50 mg/kg aux États-Unis. »

On lui a répondu qu'il n'avait rien démontré... Dans une interview donnée à Thierry Souccar, Soffriti affirme : « Si quelque chose est cancérogène chez l'animal, alors il ne devrait pas être ajouté à la nourriture, surtout s'il y a tant de personnes qui le consomment. » Ce médecin qui a passé près de trente ans à étudier les produits cancérogènes potentiels, fut, avec son équipe, l'un des premiers à montrer que le chlorure de vinyle, le benzène, et le fameux formaldéhyde sont cancérogènes dans un modèle animal.

Entre le politique et l'industrie, reste-t-il une place pour l'humain, l'humanité ? Est-ce le profit qui mène le monde et non la déontologie ? L'éthique est en berne, sinon on aurait réellement déterminé une dose sans effet toxique désignée comme dose seuil[87]. Mais il y aura toujours des adeptes du déni qui ne se soucieront pas des problèmes neurologiques non élucidés. Si le Dr Wurtman indique que l'augmentation de l'absorption cérébrale de phénylalanine peut provoquer des crises convulsives, le grand public reste confiant puisque les produits « aspartamisés » sont en vente libre. L'alcool et les cigarettes sont nocifs, mais c'est le choix du consommateur. Les édulcorants n'étant officiellement soupçonnés de rien, les fabricants ne mentionnent aucun risque, voilà la différence !

Le médecin et journaliste Marco Torres parle d'une collusion entre les fabricants d'édulcorants et la FDA, puis signale que 80 % des plaintes déposées à la Food and Drug Administration proviennent de l'aspartame. Les rapports parlent comme par hasard de crises d'épilepsie, de tumeurs cérébrales, de cécité, et même de morts. C'est sans doute pour cela que le toxicologue français Jean-François Narbonne a répondu en tant qu'expert au fabricant mondial de Coca light qui souhaitait son avis : « Je leur ai dit de retirer cet édulcorant tout de suite. Il y avait au moins une alternative possible dès maintenant pour les consommateurs : la stévia, produit naturel. » Ce grand groupe l'a écouté mais ne l'a plus rappelé...

Le docteur américain Joseph Mercola ajouta quant à lui à la liste des maladies probablement liées à l'aspartame : le lymphome d'Hodgkin

---

87. Ce seuil est appelé NOAEL : *No-Observed-Adverse-Effect Level* (ou « dose maximale sans effet nocif observé »). À l'inverse, LOAEL : *Lowest observed adverse effect level* est la « dose minimale avec effet nocif observé ».

et la leucémie, expliquant que l'homme ne peut lutter contre le formaldéhyde et l'acide formique. Il affirma que les produits *Diet Coke* pouvaient contenir jusqu'à 190 mg d'aspartame. La contre-attaque de Coca-Cola qui cherchait à minimiser les risques fut cet argument : un jus de tomate contient six fois plus de méthanol qu'une boisson à l'aspartame. Le méthanol naturel peut provenir des pourritures de la peau avariée de tomates, mais aucunement de la tomate, sinon cela voudrait seulement dire que le jus de tomate contient des additifs... Plus loin, le Dr Mercola explique que « chaque cellule contient des structures appelées peroxysomes qui peuvent aider à la détoxication du méthanol. Ce sont ces peroxysomes, qu'on trouve en grande quantité dans les reins et le foie, qui convertissent le formaldéhyde en acide formique toxique ; pour l'homme, c'est cette étape qui est dangereuse, car le formaldéhyde est un élément carcinogène reconnu qui provoque des dommages rétinaux, interfère avec la réplication de l'ADN et peut provoquer des malformations congénitales. Les peroxysomes ont bien un rôle de détoxification, mais ils ne peuvent pas tout dans le cas de maladies génétiques où ils sont absents. Et précisément, les troubles se produisent lors d'une disparition des peroxysomes, réduisant les fonctions de nombreuses enzymes, telles les peroxydases. Les peroxydases sont les enzymes qui décomposent les composés peroxydes, toxiques. Certains troubles incluent le syndrome de Zellweger (mutations génétiques), l'adrénoleuco-dystrophie néonatale (maladie neurodégénérative rare), l'acidémie popécolique (déficit enzymatique) et la maladie orpheline de Refsum. Certains bébés peuvent naître sans tonus musculaire, d'autres avoir des malformations cérébrales, des crises épileptiques, et des anomalies oculaires. Il n'existe aucun traitement spécifique, et ces « désordres » sont létaux... Ces maladies rares sont mal connues par les soignants. Mais selon Marie-Cécile Nassogne, spécialiste des maladies métabo-liques au service de neurologie pédiatrique Saint-Luc de Bruxelles, les hyperphenylalaninémies ont des symptômes très précis. Mis à part l'absence de signe en période néonatale de l'intoxication cérébrale progressive, suivent : retard mental, microcéphalies, épilepsies, troubles psychiatriques de type autistique, à quoi s'ajoute une odeur particulière de souris, et des anomalies de pigmentation, etc. Pour ces enfants, le Dr Nassogne propose des traitements « et surtout pas d'aspartame !!! », dit-elle. L'ANSES parle de doses tolérables d'aspartame, mais précise bien « qu'historiquement, la toxicité des acides aminés a été appréhendée grâce à l'étude des maladies métaboliques comme la phénylcétonurie ou la leucinose. » La leucinose est une maladie pré et néonatale dont les symptômes apparaissent cinq jours après la naissance avec une atrophie cérébrale.

De nouvelles maladies orphelines progressent depuis les années 1980. En France, trois millions de personnes sont concernées par les maladies rares. Environ cinq maladies nouvelles sont identifiées chaque semaine !!! Le seuil admis en Europe est un cas de maladie dite orpheline sur deux mille. On peut soupçonner l'aspartame d'être à l'origine ou en lien avec certaines.

S'il ne faut pas tout mettre sur le dos de son pire ennemi, l'enquête nous mène cependant à l'étrange alerte lancée par des *bodybuilders*. Selon eux « trois grammes de D-acide aspartique augmentent les taux de testostérone de 40 % ». Sur un forum nommé Puissance Muscles, les utilisateurs s'expriment. L'article de l'un d'eux mérite d'être cité en note[88], en respectant l'anonymat voulu par son auteur.

---

88. « *Ne pas utiliser un supplément D-acide aspartique jusqu'à ce que vous lisiez cet article, vous pourriez être en train de faire plus de mal que de bien ! Le D-acide aspartique est à la mode en ce moment dans les suppléments sportifs. Il a le potentiel pour stimuler la testostérone par de multiples voies, mais il y a un danger caché que les gens doivent tous savoir sur l'utilisation de ce produit bodybuilding populaire. Ce danger est la production d'œstrogènes par aromatase augmentée. Le Dacide aspartique est analogue au D-aspartate de sodium-et N-méthyl-D-acide aspartique. Ils deviennent très populaires avec les « carrossiers » qui cherchent à accroître leur testostérone aux niveaux les plus élevés. Cependant, cela a un effet secondaire très laid qui pourrait faire de ce supplément innocent le diable déguisé. Il agit sur une enzyme essentielle dans la production de testostérone [...] Il a été montré dans des études de l'homme que le D-acide aspartique peut donner une augmentation d'environ 30% de la production de testostérone ! C'est étonnant pour un produit entièrement naturel, mais qui stimule la testostérone [...] L'aromatase est une enzyme méchante qui est responsable de la conversion de la testostérone en œstrogène dans le corps. C'est ce qui prive le bodybuilder des effets robustes de la testostérone et modifie l'équilibre des hormones. Comme nous vieillissons, nous produisons encore plus d'aromatase et qui explique pourquoi vous voyez des hommes grossir, devenir mous et flasques à mesure qu'ils vieillissent ! Malheureusement, il semble que le "Graal" des suppléments de vitamine D-acide aspartique peut effectivement amener le corps à produire plus d'aromatase. Il a été démontré dans la littérature que le D-acide aspartique peut augmenter les niveaux de l'aromatase testiculaire...* » Il faut expliquer que l'aromatase est une enzyme qui fait partie de la superfamille du Cytochrome P450, dont la fonction est d'aromatiser les androgènes et ainsi produire des œstrogènes. Chez les filles, trop importante, elle provoque une puberté précoce. Pour en savoir plus, voir le *Guide de chimie médicinale et médicaments* de Serge Kirkiacharian (Lavoisier 2010).

Imaginons qu'un *bodybuilder* rajoute l'acide aspartique à ses produits dopant, et il est sûr de vieillir ramolli et féminisé.

Quant à la phénylalanine, il est essentiel de rappeler qu'elle n'est pas synthétisée par le corps humain. C'est un acide aminé aromatique précurseur de l'adrénaline. On le trouve en vente comme neurotransmetteur aux pouvoirs « magiques », utilisée pour les performances athlétiques. Mais attention, ces produits ne peuvent être utilisés qu'en cas de déficience et selon un avis médical. Or, ils sont en vente libre sur Internet et dans certaines boutiques non tenues par des pharmaciens ! Sur les enfants, il provoque des dommages cérébraux irréversibles, il est interdit aux femmes enceintes. Selon le site agro-media.fr, le déni des effets de l'aspartame cacherait des risques multiples et il y aurait bien un lien entre l'augmentation de la consommation d'aspartame et celle du nombre de tumeurs cérébrales, et « un risque accru d'accouchements prématurés pour les femmes enceintes consommant de l'aspartame, une plus grande survenue d'accidents vasculaires cérébraux et cardiaques, une hépatotoxicité mise en évidence chez le rat par une étude indienne. Ainsi, la consommation à long terme d'aspartame entraînerait des lésions hépato-cellulaires et des modifications de la capacité antioxydante du foie ».

Les études alarmantes ne sont pas jugées convaincantes alors que les premières études suspectées de fraude le sont. Le consommateur demeure dans l'ignorance, inconscient des risques qu'il prend, même s'il se croit informé. En ce qui concerne la toxicité du formaldéhyde, l'avis de l'Agence française de sécurité sanitaire, de l'environnement et du travail date déjà de 2004. Or, on utilise le formaldéhyde dans les colles habituellement utilisées dans le bâtiment, conservateur et fixateur réputé pour polluer l'intérieur de nos maisons. L'AFSSA avait été contactée en 2005 pour certains produits vétérinaires en contenant. Des rapports demandés furent livrés en 2008. Ce produit seul peut provoquer des cancers du nasopharynx chez l'homme. Voici ce qu'en dit l'INERIS (Institut national de l'environnement industriel et des risques) dans son rapport final[89] concernant les

---

89. Ministère de l'Écologie et du Développement durable, ministère de la Santé, de la Famille et des Personnes handicapées : Rapport de Blandine Doornaert et Annick Pichard, Direction des risques chroniques, Unité d'expertise des substances chimiques (ETSC).

5 - Excitotoxicité et autres maladies

effets létaux : « Aucun seuil n'a pu être déterminé en raison d'une insuffisance qualitative et quantitative des données expérimentales et de l'absence de données chez l'homme. Concernant les seuils d'effets irréversibles, les données actuellement disponibles dans la littérature ne permettent pas d'évaluer des effets irréversibles induits par le formaldéhyde. »

C'est là où le bât blesse. D'un côté on est alarmiste, de l'autre on est insouciant. Y a-t-il oui ou non un risque sanitaire pour la population mondiale, en priorité pour la femme enceinte à ingurgiter de l'E951 ?

Des chiffres
et des citoyens qui parlent

1 - Approfondissement du sujet et controverses

Dans un curieux flash-back, les chiffres s'affrontent. En 1985, 600 victimes supposées s'étaient associées en Aspartame Victims and Their Friends, Inc. À Washington D. C., avec Community Nutrition Institute, un groupement de consommateurs établi en Floride, proclamant que les dommages humains seraient prouvés. Le jeune Dr Frank Young de la FDA recommença le job. Les trois juges s'appelaient Mikva, Edwards et Starr, au moment où la FDA s'apprêtait à approuver l'aspartame dans les boissons carbonées…

Le juge Abner Mikva écrivit à la cour d'appel. Avant résultats et décisions, le GAO (General Accounting Office) rendit son rapport le 16 juillet 1987 : la FDA avait suivi ses propres procédures internes et externes. Soixante chercheurs avaient affirmé leur confiance dans l'aspartame, mais le GAO ne pouvait pas apprécier si l'édulcorant était sans risque ou non. La question resta sans réponse puis l'utilisation d'aspartame connut une utilisation fulgurante. Selon les estimations de la FDA, il fallait se limiter à trois cafés ou trois thés par jour, avec une dose d'aspartame maximum… Mais ces derniers soubresauts pour protéger la santé publique n'ont pas fait le poids devant le prix très bas des édulcorants et leurs fantastiques pouvoirs sucrant. En 2016, voilà quelques chiffres qu'on pouvait mettre en perspective :

Acésulfame potassium E950. Pouvoir sucrant : trois cents fois le sucre. Se vendait à 760 dollars la tonne.

Alitame E956. Pouvoir sucrant : deux mille fois le sucre. Entre 2 et 5 dollars le kilo.

Aspartame E951. Pouvoir sucrant : deux cents fois le sucre. Se vendait à 1 dollar le kilo pour un achat à la tonne. Aujourd'hui, il se vend selon la qualité de 10 à 22 dollars. Sur un site chinois la tonne est à 14 100 dollars.

Cyclamate E952. Pouvoir sucrant : trente à quarante fois le sucre. Se vendait à 13 euros le kilo.

Néotame E961. Pouvoir sucrant : entre sept mille et treize mille fois le sucre. Entre 30 et 80 dollars le kilo.

Saccharine E954. Pouvoir sucrant : entre trois cents et cinq cents fois le sucre. À la tonne : 5 000 euros, et 8 ou 10 euros le kilo.

Stévia (glycosides de stéviol) E960. Pouvoir sucrant de trente à quarante-cinq fois le sucre. Entre 40 et 220 dollars le kilo.

Sucralose E955. Pouvoir sucrant : six cents fois le sucre. 10 dollars le kilo.

Sucre : en France le prix s'effondre. Vente à partir de 0,89 euro le kilo.

Tagatose E963. Pouvoir sucrant : 30 % inférieur au sucre. Prix moyen au kilo : 26 euros.

Thaumatine E957 naturel ou chimique. Pas de prix affiché. Pouvoir sucrant : deux mille à trois mille fois le sucre.

Personne ne compare ces prix à ceux de la santé, or l'aspartame peut provoquer un diabète de type 2. Or, voici les chiffres donnés par la Haute Autorité de santé : tous diabétiques confondus, le remboursement moyen annuel était estimé en 2007 à 5 300 euros par personne. Le montant des remboursements augmentait avec l'âge, atteignant 8 700 euros chez les personnes de 85 ans et plus. Le montant remboursé des antidiabétiques a augmenté de 5,9 % en 2009 par rapport à 2008 pour atteindre 716,9 millions d'euros. Et si nous parlons des maladies annexes accélérées par le diabète, car il vient d'être prouvé qu'une glycémie élevée diminue les facultés cognitives, il faut alors évoquer les 850 000 malades français souffrant d'Alzheimer pour un coût total de 5,3 milliards d'euros par an… Donc, l'économie réalisée par les fabricants d'édulcorants provoque des dépenses de santé colossales.

Pourtant, on savait dès mars 1972 que des rats autopsiés de chez Searle montraient des pathologies douteuses, et moins de dix ans plus tard, cette monographie faisait partie du passé. Ce genre de camouflage prend des « siècles » à refaire surface car les résultats tronqués d'antan restent valides. Les effets toxiques n'ont pas été mis en lumière. Qui va attaquer le laboratoire Searle pour avoir enlevé des tumeurs sur des animaux afin de masquer les effets de sa poudre magique ? Qui peut se targuer de comprendre ce que ne disent pas les étiquettes de nos produits de consommation courante ?

Rumsfeld fit en partie sa fortune avec Searle et une découverte qui aurait dû rester dans les cartons : l'aspartame. Dans le *Wall Street Journal* de 1977, il affirmait qu'il avait agi « tel un vigile, pour la réputation de la firme Searle », pour qu'aucun test ne soit falsifié. En vain, le sénateur Howard Metzenbaum participa-t-il à l'audition sur le NutraSweet : santé et sécurité…

Les noms, les faits, s'imbriquent comme dans un scénario de film noir.

Ont signé un rapport interne sur les troubles sur cobayes dus à l'aspartame : John S. Arnold, David M. Erspamer, tous deux investigateurs, le docteur Jean Taylor, toxicologiste, le docteur Leonard Friedman, biochimiste, Jerome Bressler, chef d'équipe. Chaque page porte la mention suivante : « Searle Laboratories. Div. G.D. Searle & Co, Skokie, Illinois 60076 ». Un document du *Wall Street journal* que l'on peut consulter sur Internet nous remet en perspective les intérêts de Searle et met au jour les anciens mensonges[90] de ce qu'on appelle la *Big Pharma*.

L'usine se trouvait à Skokie. À Skokie, on faisait tout : des recherches, des remèdes et des faux documents. Skokie était une jolie petite ville et Searle s'y implanta. En 1963, la voie de chemin de fer s'arrêtait exactement devant les laboratoires. Dans les années 1970, il y eut un énorme incendie dans les laboratoires. Précisément, le 27 juin 1977. On entendit de fortes explosions. Sept pompiers furent hospitalisés suite à l'inhalation des fumées. Ce fut l'incendie le plus dangereux selon la centaine de soldats du feu de Skokie, arrivés sur les lieux de l'explosion : aux laboratoires situés au 4901 Searle Parkway. Ce fut l'année de l'approbation de l'aspartame sec pour

---

90. Voir Annexe 3.

Searle (aujourd'hui devenu Pfizer[91]) sous le nom de NutraSweet. L'année où Jerome Bressler fit état des tests ahurissants faits in situ. C'est aussi en juin 1977, que Donald Rumsfeld fut nommé à la présidence du groupe Searle. À Skokie, banlieue stratégique de Chicago, beaucoup travaillèrent chez G. D. Searle avant d'être liés aux affaires intergouvernementales ou à la protection de l'environnement. Le procureur chargé de l'enquête pénale contre Searle démissionna de ses fonctions avant de rejoindre son cabinet d'avocats. En 1977, les preuves de conflits d'intérêts, les ambiguïtés, les pressions obligèrent William Conlon, le dernier investigateur, à baisser les bras. Les journalistes n'ayant pas toujours le temps d'avoir de la mémoire à long terme, et ceux qui prennent trop d'aspartame la perdant, l'affaire fut vite édulcorée. Donald Reagan nomma à la tête de la FDA Arthur Hull Hayes, ancien chercheur au Pentagone, celui-là même qui organisa le panel face à la controverse en 1981.

Monsanto racheta Searle pour 2,7 milliards de dollars. Rumsfeld et John Robson ne firent que changer d'hébergeur, en réalité le même. Tous y gagnaient en force et en stratégie[92]. Robson est passé de Searle à Pharmacia Corporation (Monsanto) avant de diriger Exide Corp, et de devenir banquier, politicien, et booster de start-up scientifiques. Nicholas Filippello, vice-président de Monsanto, attendit calmement l'approbation de la FDA pour l'utilisation d'aspartame dans les produits cuits et les pâtisseries. En octobre 1988, ce fut chose faite et le site de Skokie n'a cessé de s'agrandir.

À Atlanta, patrie de Coca-Cola, en 1984, le Centre de contrôle des maladies, division Nutrition, rendit en novembre un rapport de 146 pages concernant l'évaluation de 592 plaintes des consommateurs liées à l'aspartame. 75 % provenaient des femmes. Il y avait 94 % de Blancs, 77 % de personnes entre 21 et 60 ans, le plus jeune ayant 4 mois, le plus vieux 77 ans. Les symptômes reconnus étaient : attitude agressive, désorientation, hyperactivité, excitabilité, engourdissements, perte de perception et de mémoire, insuffisance

---

91. Pharmacia Corporation appartient à Pfizer (Skokie). La compagnie a été créée par un agrément entre Monsanto/Searle and Pharmacia & St. John. Pfizer Inc. et Pharmacia Corporation ont unifié leurs sociétés en avril 2003.
92. Voir l'article du *Chicago Tribune* du 19 janvier 1985 pour suivre les transactions.

hépatique, rétention d'eau, arrêt cardiaque, tendances suicidaires, crises d'épilepsie, maux de tête, sautes d'humeur, mort. Selon les experts des industriels, les symptômes n'étaient pas liés à l'aspartame mais à des consommateurs en mauvaise santé. L'aspartame a été mis en accusation par des *class actions* aux États-Unis. Monsanto ne fabriquerait plus d'aspartame depuis l'an 2000.

Et dans les milieux « autorisés », on se moque toujours des études de l'Institut italien Ramazzini et de celles d'Abdel-Salam sur les troubles cognitifs qui dit que la DJA devrait être fixée à 20 µg/kg/j, soit deux mille fois moins que l'actuelle qui est de 40 mg/kg/j[93].

On ne peut revenir sur le passé, mais s'occuper du présent. Sponsoring et lobbying font toujours barrage à certaines vérités qui dérangent. Ils se donnent parfois bonne conscience auprès des professionnels de la profession. On voit par exemple une photo montrant le prix décerné en 2009 à une chercheuse en nutrition à l'Inserm, en « toute indépendance » vis-à-vis d'Ajinomoto par Ajinomoto[94]. Soyons juste, tous les prix Ajinomoto ne sont pas tous axés sur l'aspartame… Mais quelle ironie, le « Professeur Bernard Guy-Grand du service de nutrition de l'hôpital de l'Hôtel-Dieu a salué l'originalité des travaux de Nicole Darmon : "Ils donnent une bonne indication de l'influence des contraintes économiques sur les comportements et sur leur contribution à la malnutrition et à l'obésité". »

La mission de l'EFSA, fondée en 2002, était d'informer les politiques pour qu'ils prennent des décisions intelligentes à propos des « risques associés à la chaîne alimentaire humaine et animale ». Elle devait être indépendante et transparente. Or, pour vendre des produits alimentaires en Europe les entreprises doivent demander

---

93. Sur le site sweeteners.org France : « Une femme pesant 60 kilos devrait consommer 280 comprimés de table ou 20 canettes de boissons gazeuses sucrées hypocaloriques tous les jours de sa vie » pour courir un risque… (à propos des édulcorants et de la sécurité des doses journalière admissible).

94. Le jury du prix était présidé par le Professeur Bernard Guy-Grand. Les autres membres du jury étaient les Professeurs Luc Cynobar (Hôtel-Dieu, Paris), Marc Fantino (université de Dijon), Claudine Junien (hôpital Necker pour les enfants malades, Paris), Martine Laville (hôpital Édouard Herriot, Lyon), Éric Lerebours (université de Rouen) et Dominique Parent-Massin (université de Bretagne occidentale).

une autorisation à l'EFSA qui évalue les risques et donne ou non son accord. Les épais dossiers qui lui sont transmis sont protégés par le secret commercial invoqué par les multinationales de l'alimentaire. Un décret lié aux industries a failli priver les journalistes français d'enquêtes sensibles… La journaliste Élise Lucet avait lancé une pétition contre ce projet. Concernant la protection sanitaire, les études indépendantes sont menées après commercialisation afin de préserver le secret de fabrication d'un produit. C'est comme de rendre un jugement avant qu'un procès équitable ait eu lieu. Si l'on connaît l'aspartame depuis des décennies, en ce qui concerne ses effets, l'EFSA n'a pas pu ou voulu commander des études réellement contradictoires ; de fait, c'est au consommateur d'envisager les risques ou d'accepter les yeux fermés les études industrielles sur les doses journalières !

En 2006 et 2007, le Dr Morando Soffritti avait demandé qu'on réévalue de façon urgente les règles sur la consommation de l'aspartame. L'EFSA a rejeté son étude car non conforme aux normes OCDE (ni aux normes des laboratoires industriels). En 2009, après une nouvelle étude indépendante à charge contre l'aspartame, L'EFSA avait réaffirmé sa position. La cause de ce refus : le choix de certaines souris pour l'expérimentation. Le Dr Soffritti avait testé l'aspartame depuis le stade fœtal jusqu'à la mort, et observé que le risque de cancer augmentait quand l'exposition à l'aspartame commençait lors de la gestation. Cette étude a également été refusée du fait que les cancers auraient pu apparaître spontanément. Pour étayer ses propos, l'EFSA cita cinq autres études : deux financées par l'industrie : Rhône Poulenc et Dow Agro Sciences, l'une résume les conclusions d'un groupe de travail de l'ILSI, l'autre est signée par un universitaire et collaborateur de l'ILSI : Alan Boobis, ce célèbre toxicologue qui affirme que l'aspartame n'est pas dangereux, même dans le lait pour enfants. Pour mémoire, il ne s'était pas inquiété des dioxines trouvées dans les porcs irlandais. Il est intéressant maintenant d'avoir le ressenti du Pr Narbonne sur les prises de position de l'EFSA, car il se trouvait en tant que toxicologue à la réunion décisive de 2013 :

« La consultation publique de l'EFSA suite à son rapport 2013, devait se conclure par une réunion où tous les organismes ou personnalités en désaccord avec la position de l'EFSA pourraient venir présenter et discuter leurs arguments. C'est le 9 avril 2013 que cette réunion a eu lieu à Bruxelles. L'ANSES était représentée par le directeur du département risques chimiques et par moi comme expert du GECU. La matinée était consacrée à la présentation des différentes positions des "contradicteurs" alors que l'après-midi était consacré à la discussion des différentes positions avec le panel d'experts EFSA. Quelques observations intéressantes sur les participants. La première était la forte représentation des industriels qui s'étaient fait accompagner par un des plus influents des toxicologues anglais, le Professeur Renwick de l'université de Southampton, dont les avis m'avaient toujours paru scientifiquement fondés (même s'ils pouvaient différer des miens) dans les nombreuses réunions européennes qu'il avait animées. Par contre plusieurs toxicologues anglais, opposants déclarés à l'aspartame étaient présents. La deuxième était la faible participation des Agences sanitaires nationales, seules les Agences italienne et française étaient présentes. Pour l'Italie encore l'institut Ramazzini était bien représenté. Enfin, pour les ONG, il n'y avait que le porte-parole du RES qui était présent. Au cours de la matinée chaque speaker est venu présenter ses arguments montrant ses divergences ou ses convergences avec l'interprétation de l'EFSA. J'étais chargé de présenter le rapport du GECU ANSES illustrant les critiques rapportées dans notre avis. Plusieurs remarques sur cette cession : la qualité de la présentation de l'Institut Ramazzini, la convergence parfaite des positions des Agences italienne et française insistant en particulier sur les effets neurologiques, mais d'un autre côté la médiocrité de la présentation du RES dont la présentation s'est limitée à la lecture d'une diapositive constituée de la simple copie du communiqué de presse en anglais publié par ce réseau. L'argument principal insistait sur le caractère cancérigène de l'aspartame et exigeait que la DJA soit fixée à quelques microgrammes. Cette présentation pour le moins médiocre tranchait avec le document « Analyse du rapport EFSA » publié par le RES contenant plusieurs critiques pertinentes qui auraient pu être exposées à cette occasion unique, renforçant éventuellement les arguments présentés par les autres participants. Cette attitude minimaliste a d'ailleurs été confirmée l'après-midi consacré à un large débat entre les intervenants du matin et le panel d'experts de l'EFSA. Des discussions animées, voire très animées, ont eu lieu en particulier avec les représentants de l'Institut Ramazzini réfutant le manque d'expertise et de sérieux reproché par l'EFSA avec de solides arguments. Les toxicologues opposants anglais ont insisté sur les aspects métaboliques et les représentants des Agences française et italienne ont mis en avant les aspects neurologiques et de développement. Ici aussi deux remarques : La première sur les interventions du Pr Renwick venant régulièrement appuyer la position de l'EFSA, réfutant avec un certain mépris les arguments des opposants. La deuxième était la non-intervention du représentant du RES qui aurait pu soutenir certains arguments des opposants d'ailleurs rapportés dans les documents publiés par le RES. Ceci était d'autant plus surprenant que le RES se faisait passer dans les médias comme seul opposant « indépendant » à l'aspartame et se plaignant avec vigueur de n'avoir jamais été auditionné par l'EFSA. Finalement l'EFSA a maintenu sa position en disant que les arguments présentés avaient déjà été pris en compte et discutés dans le rapport et que les quelques données récentes non prises en compte dans le rapport EFSA n'étaient pas non plus de nature à diminuer la DJA. Une diminution de la DJA d'un facteur 10 n'aurait pas empêché de continuer à utiliser l'aspartame dans les produits light mais aurait eu un effet limitant sur la consommation des femmes enceintes et des enfants, populations les plus sensibles. Devant ce blocage et l'obligation de continuer à appliquer la DJA Européenne, l'ANSES a poursuivi son approche bénéfices/risques car il reste la possibilité aux Agences nationales d'éditer des recommandations de consommation qui restent du domaine de la subsidiarité. C'est ainsi que l'ANSES a publié en janvier 2015 un avis relatif à l'évaluation des bénéfices et des risques nutritionnels des édulcorants intenses dont la conclusion mérite d'être citée en entier :

"Pour conclure, il n'a pas été démontré d'effet bénéfique permettant de recommander la consommation régulière d'EI (édulcorants intenses) chez l'adulte et chez l'enfant. Par ailleurs, les données disponibles ne montrent pas l'existence d'un risque chez les consommateurs ponctuels. En revanche, les données épidémiologiques actuellement disponibles

ne permettent pas d'écarter complètement certains risques en cas de consommations régulières et prolongées. Par conséquent, pour la population générale, la prise en compte globale des risques et des bénéfices nutritionnels potentiels ne permet pas de justifier l'utilisation à long terme des EI comme substitut du sucre, en particulier dans les boissons, qui en sont le principal vecteur. En ce sens, les boissons édulcorées comme les boissons sucrées ne devraient donc pas se substituer à la consommation d'eau". »

Quel pénible feuilleton. On aurait aimé que les experts se mettent d'accord sur les effets de l'excès d'aspartame et de glutamate dans le plasma sanguin et sur ce que ces deux produits peuvent provoquer au niveau des neurotransmetteurs dans des zones cérébrales précises. On aurait aimé autre chose qu'un « tout va bien, dormez, mangez, buvez tranquille, nous prenons soin de vous ». On aurait rêvé d'une instance neutre vérifiant les données de l'EFSA. Or, un communiqué de presse du RES (Réseau Environnement Santé) opposant à l'aspartame daté du 18 février 2013 dit que l'avis de l'EFSA enfreint les règles de la déontologie de l'expertise en rejetant des données scientifiques récentes. L'EFSA est une autorité qui n'est bridée en rien, elle dirige ! Elle déclare sur son site tout le bien qu'on attend d'elle[95], mais la déontologie s'arrête trop souvent là où commencent les conflits d'intérêts. En 2015 selon elle, le glyphosate ne présentait aucun risque cancérigène et ses conseillers appartenant aux promoteurs de produits à risque étaient crédibles. Prenons l'exemple d'un de ses conseillers : Dow AgroSciences. Cette firme est associée à Monsanto pour développer ensemble des nouveaux produits. Comme en généalogie, il est bon de savoir qui est parent de qui, quels sont les nœuds, accords

---

95. *« La nourriture est essentielle à la vie. L'EFSA formule des conseils scientifiques pour protéger les consommateurs, les animaux et l'environnement des risques associés à l'alimentation. Nous fournissons des avis scientifiques indépendants aux décideurs qui réglementent la sécurité des aliments en Europe. Un ensemble de valeurs clés guide les activités de l'EFSA. Nous nous engageons à les appliquer dans tous les domaines de notre travail. Nous évaluons les risques tout au long de la chaîne alimentaire, contribuant ainsi à offrir aux Européens un niveau de sécurité parmi les plus élevés au monde. »*

et paternités... Dow AgroSciences[96] se présente comme l'un des principaux laboratoires de recherche mondiaux de produits de protection des productions agricoles et de lutte contre les parasites. Mais où est le lien avec l'aspartame ? Dow et Monsanto étaient associés pour la fabrication de l'agent orange, défoliant qui servit au Viêt Nam. Ils ont créé ensemble un maïs OGM et travaillent sur le génome des plantes et des animaux. Une conférence sponsorisée par Dow AgroSciences et la fondation Bill & Melinda Gates eut lieu en Californie en 2013 et c'est là qu'on apprend que Dow AgroSciences est en étroite relation avec l'EFSA sur les pesticides mais aussi pour la sécurité alimentaire ! Les liens sont aussi étroits qu'entre l'ILSI et l'EFSA. On peut librement retrouver des conférences conjointes qui confirment que les experts qui devraient nous mettre en garde sont du côté du « rendement ». Si des associations citoyennes dénoncent la proximité entre certains experts de l'EFSA et le lobby industriel, cela n'a aucun d'impact car l'EFSA est indépendante des autorités européennes ; et seul le Parlement européen pourrait remettre en cause une partie de son financement. À défaut de mettre en place des règles strictes pour empêcher tout conflit d'intérêts, rien ne changera. L'histoire officielle reste donc celle de l'ingénieur chimiste qui suce ses doigts et crie : « Euréka, j'ai trouvé du faux sucre. » Ainsi, se bâtissent les légendes qui masquent la réalité. D'ailleurs, on sait peu de choses sur ce qu'est devenu James M. Schlatter, né en 1942. Arthur Hull Hayes, lui, est décédé en 2010, entré de son vivant dans le top 100 des millionnaires de la technologie. Il n'était pas qu'un affairiste en boissons gazeuses, mais aussi un spécialiste venu de l'armée, proche de Donald Rumsfeld. Maintenant que les choses se recoupent, on comprend mieux le scénario de départ. Une enquête se déroule à partir de faits vérifiés et de tâtonnements pour que les éléments congruents passent du faisceau de présomptions aux preuves définitives. Alors, repassons le film avec son générique début et quelques zooms avant.

---

96. En France on peut lire sur son site : « *Dow AgroSciences est un des leaders mondiaux dans les domaines de la protection et de l'amélioration des cultures. Ces produits phytopharmaceutiques améliorent la qualité et la quantité des aliments dans le monde et contribuent à la sécurité alimentaire d'une population mondiale en croissance.* »

L'aspartame a d'abord été fabriqué pour Searle par Genex Corp à Rockville (groupe spécialisé dans le séquençage ADN et les OGM, l'industrie chimique, lié au laboratoire Lilly) et purifié à Baltimore. En 1987, Genex Corp attaqua Searle pour un problème de licence, de fraude et de violations de la loi fédérale antitrust. Ce qui aboutit à la vente à Monsanto Co., basé à St. Louis, qui avait déjà fait un joint-venture avec IG Farben[97]. L'union entre Monsanto et IG Farben donna Chemagrow Corporation. Monsanto restant lié au groupe Searle, tout est dans tout et réciproquement... Et voici que Bayer semble acheter Monsanto. Pendant la Seconde Guerre mondiale, le groupe allemand testa des agents chimiques ; des gaz neurotoxiques avec le nazi Dr Gerhard Schrader, qui fut ensuite recruté par l'armée américaine, (U.S. Chemical Warfare Service). Otto Bayer est mort en 1982 après une vie industrieuse comme chimiste ; c'est lui qui obtint la synthèse des polyuré-thanes et du polyol (glycol qui sert à la fabrication d'édulcorants). Mais ce n'était pas le propriétaire de Bayer, juste un homonyme. Condamnée pour crimes contre l'humanité à Nuremberg, puis à la dissolution, IG Farben, malgré son démantèlement, possède toujours un statut juridique. Monsanto avait également créé des liens avec les entreprises satellites d'IG Farben avant et pendant la Seconde Guerre mondiale. Le journaliste américain Constantine parle d'une « *nazi's connexion* » entre Monsanto et les anciennes sociétés pro-nazis acquises. Bien des chercheurs embauchés dans les domaines de l'armement et de la chimie aux États-Unis étaient d'anciens nazis. Les monstres anciens ou nouveaux agissent sans état d'âme. Aujourd'hui, Monsanto demeure un vivier de personnes proches du pouvoir que Bayer voulait racheter pour des dizaines de milliards. Dans ce monde de titans, aucun groupe ne dévore vraiment l'autre, mais s'en « enrichit ». La part dédiée aux édulcorants : aspartame, glutamate, saccharine, sucralose, n'est qu'une facette de l'iceberg, mais la philosophie commune reste la

---

97. IG Farbenindustrie AG est le résultat du rapprochement en 1925 de trois sociétés liées à la chimie : BASF, Bayer et Agfa. Elle fut à l'origine de la synthèse du méthanol, de la fabrication d'antibiotiques, du Zyklon B et du gaz sarin. Démantelée pour dénazification en 1952 en douze sociétés héritières dont Bayer, BASF, Dynamit Nobel, etc.

1 - Approfondissement du sujet et controverses

même : vendre. William Ruckelshaus[98], un ancien patron du FBI sous Richard Nixon, qui fut le premier directeur de l'Agence de protection de l'environnement, déclara sans ciller : « Monsanto ne devrait pas avoir à se porter garant de l'innocuité de la *biotech food*. » Quant à Phil Angell, un des directeurs de la communication, il indiquait que : « L'intérêt de Monsanto c'est de vendre le plus possible, le boulot de la FDA c'est de garantir nos produits. » La FDA n'aurait servi que de simple paravent, sciemment... William Ruckelshaus a passé douze ans dans l'équipe directoriale de Monsanto associée à Ajinomoto. Présent sous Richard Nixon, Ronald Reagan et George H. W. Bush, il fait aujourd'hui partie du groupe Madrona Venture dont il est un des directeurs (en stratégie). Le lien entre politique et industrie chimique ne s'arrête donc jamais. Avec la fusion BASF-Bayer-Monsanto, l'aspartame ne sera plus qu'une poussière dans ce conglomérat, et l'on pourra encore égarer bien des dossiers que l'EFSA fera semblant d'avoir lus. La politique de l'autruche pèse sur nos destins. À nous d'être attentifs à évaluer les risques pour notre santé.

---

98. Voir le site du Legal Information Institute (law.cornell.edu) pour avoir son CV complet.

2 - Science, conscience et citoyenneté

Cette dernière partie témoigne de l'augmentation de certaines maladies, tout en évoquant la part imputable à l'aspartame. Dans *60 millions de consommateurs* (n° 390), un dossier sur les additifs consommés à notre insu, mettait déjà en garde en 2005, sur les effets du E951 : « Augmentation des tumeurs du cerveau aux États-Unis depuis les années 80 ». L'article faisait part d'une grande méfiance à l'égard du produit soupçonné de provoquer des crises d'épilepsie. Mais les « sachants » autorisés à expliquer étaient d'un autre avis. Par exemple la question posée à M. Gérard Pascal, ancien de l'INRA et membre du comité « additifs alimentaires » de l'AFSSA, était simple : pourquoi ne pas interdire des produits cancérigènes. Réponse : « On doit interdire ceux qui sont génotoxiques, mais les autres ne sont que "promoteurs" de maladies… » Bref, on prenait le risque de sacrifier les prédisposés, en raccourcissant leur vie légalement. Et dans le monde, combien de vies écourtées ? Sous prétexte de santé, on rend malades ceux qui absorbent des édulcorants. Une chose est certaine : l'acide formique n'apparaît pas naturellement dans nos têtes. Il a été démontré que l'ingestion d'aspartame, particulièrement avec des hydrates de carbone, peut provoquer des niveaux excessifs de phénylalanine dans le cerveau, même chez des personnes qui ne souffrent pas du désordre génétique appelé PKU. Celles qui ont absorbé de grandes quantités d'aspartame au cours d'une longue période de temps ont été reconnues comme possédant des niveaux excessifs de phénylalanine dans le sang. Peu à peu, l'investigation débouche sur des éléments concrets. Un excès de phénylalanine dans le cerveau peut provoquer une décroissance du niveau de sérotonine et c'est ce qui conduit aux désordres émotionnels, à la dépression. Si ceci n'est toujours que la pointe de l'iceberg, de petits « CQFD » – qui parsèment l'enquête – reforment le puzzle.

C'est au corps médical de se poser de vraies questions et d'investir le sujet. Il existe des symptômes sans cause apparente : inflammation du nerf optique, problèmes ophtalmiques précoces, réaction allergique violente après bains de bouche. Neurologues, médecins, dentistes soignent, mais sans relier des symptômes avec des causes encore inconnues. Il n'existe aucun calcul journalier entre la somme d'aspartame, néotame, advantame et autres édulcorants non signalés et dont les métabolites s'accumulent, alors il est certain que les médecins sont dans l'impossibilité de faire un bon diagnostic. Il leur faut des preuves ! Pourtant il en existe. Dans son témoignage devant le Congrès américain, le Dr Louis J. Elsas[99] démontra qu'une haute teneur en phénylalanine dans le sang peut se concentrer dans des parties du cerveau et que cette substance est particulièrement dangereuse pour les nourrissons et les fœtus, et que la phénylalanine est bien plus efficacement métabolisée par les rongeurs que par les humains, ce qui veut dire que les humains « digèrent » moins bien que les cobayes. Dans l'article intitulé « An aspartame Nightmare » (« Cauchemar à l'aspartame ») du *Wednesday Journal,* un nouvel élément corrobore cette idée de surdosage : un certain John Cook commença par boire six à huit boissons light par jour. Ses symptômes débutèrent par des pertes de mémoire et de fréquents maux de tête, ce qui ne l'empêcha pas de devenir dépendant de sa « drogue » : le sweet light. Il ne pouvait plus s'en passer. Il développa un besoin accru de boissons édulcorées. Sa condition physique se détériora et il connut des changements d'humeur importants et de violentes colères. Alors même qu'il ne souffrait pas de PKU (ou PCU), un examen sanguin révéla un niveau incroyablement haut de phénylalanine de 80 mg/ dl[100]. Il développa également une fonction cérébrale anormale et

---

99. Mort en 2012, le Pr Elsas avait travaillé sur les enfants atteints de phénylcétonurie par l'alimentation avec le Dr Bacosta , Steven Yannicelli, Rani H. Singh, Louis J Elsas II, Shideh Mofidi et Robert D. Steiner.
100. Dans la PCU typique, la phénylalanine dans le sang dépasse 25 mg/100 ml.

une détérioration du cerveau. Après avoir interrompu sa consommation d'aspartame, ses symptômes se sont améliorés radicalement. Ce qui prouve qu'on peut avoir les symptômes d'une maladie sans souffrir de celle-ci, mais uniquement d'une surdose d'un produit qui provoque l'imitation d'un trouble connu...

Autre alerte, on soupçonne certaines maladies bipolaires d'être déclenchées par l'aspartame. Ce qui n'empêche pas certains médicaments des troubles mentaux ou émotionnels d'en contenir ! Des diètes farcies d'aspartame peuvent déclencher des désordres psychiatriques. Le psychiatre Ralph Wolton les décrivait dès 2007. Lorsque aucune thérapie ne marche, il explique qu'il est temps de soupçonner un agent chimique. Pas assez de sérotonine : l'aspartame peut être incriminé. Dans des phases maniaques conduisant à l'hospitalisation, le Dr Wolton a remarqué que des personnes qui consultaient un psy, le faisaient souvent après une rupture affective et qu'à ce moment de stress, leur régime changeait souvent, et souvent, pour se reprendre en main, le fameux light s'imposait ! Le Dr Ralph Wolton était persuadé du rôle de la phénylalanine : « J'étais de plus en plus convaincu que l'aspartame pouvait à la fois déclencher des crises et exacerber des désordres psychiatriques divers. J'ai présenté un article sur ce genre de patients au MIT, lors d'une conférence sponsorisée... sur les régimes. »

Les personnes vulnérables le sont davantage et souffrent des doses « admises ». Heureusement, des recherches continuent. En 2006, Fabíola Azevedo Genovez de Lima Leme et Reinaldo Azoubel, parlaient dans leurs travaux des effets de l'aspartame sur les fœtus de rats. Ils utilisaient une solution à 14 mg/kilo, donnée aux rates en gestation et ce, durant trois jours, soit à température ambiante, soit réchauffée à 40 °C. Dans le second cas, le poids des mères comme celui du placenta diminua. D'une façon statistique, les chercheurs virent des modifications sur les cellules exocrines du pancréas. Le pancréas sécrète l'insuline – hormone hypoglycémiante – et le glucagon, qui à l'inverse est une hormone hyperglycémiante, et aussi des enzymes digestives. Le pancréas ne pèse que 100 g, mais il a « mille et une » fonctions primordiales. Les lipases digèrent les lipides, les enzymes amylases les sucres lents. Si le pancréas est touché par trop d'aspartame, alors un diabète peut apparaître. CQFD.

Nous savons maintenant que la transformation de l'aspartame dans notre corps touche le pancréas, les intestins, le cerveau. Les hausses significatives des niveaux de phénylalanine se situent dans certaines régions du système nerveux central[101]. C'est finalement comme s'il y avait deux postes de commande : le cerveau et le ventre. Ce qui se passe de façon biochimique, neurologique, et même électrique dans notre cerveau nous échappe, et on ne peut que constater les répercussions de l'excès de phénylalanine sur lui. Blaylock a souligné que cette surdose pouvait conduire jusqu'à la schizophrénie ou provoquer une attaque d'apoplexie. Conclusion ironique : une utilisation excessive et à long terme de l'aspartame peut mener à une accélération des ventes des inhibiteurs à la sérotonine et à une forte consommation d'antidépresseurs. Les dernières études faites durant onze ans par des scientifiques du Brigham and Women's Hospital à Boston, montrent qu'il existe aussi une forte corrélation entre l'aspartame et la dégénération rénale[102]. Corrélations ne font pas démonstrations, et tant qu'il n'y aura pas d'enquêtes indépendantes, la FDA pourra sereinement affirmer que tout ce qu'on trouve sur Internet concernant l'aspartame n'est qu'un ramassis de *hoax busters* et de *fake news*. Et si c'était l'inverse ? Et si les menteurs ne faisaient que trouver des parades aux questions dérangeantes ?

De plus en plus de marques vendent des produits sans aspartame pour femmes enceintes car les futures mamans le savent : les meilleurs produits sont ceux qui sont sans risque. En attendant, de nombreux consommateurs à risque ignorent l'excitotoxicité du glutamate et de l'aspartame. L'Europe est en retard dans sa bagarre contre les faux bons produits. Les ligues de consommateurs américains ne se gênent pas pour incriminer Coca-Cola, Pepsi-Co, Bayer, Danone, Wrigley, ConAgra Foods, Wyet, Nutrasweet, Altria Corp (Kraft Foods Philip Morris). Ces douze compagnies se sont retrouvées devant les tribunaux californiens pour fraudes et mensonges sur des produits *diet* ou *sugar-free*. Ces groupes très puissants et rodés au marketing ont été accusés de mettre un neurotoxique dans des

---

101. *Medulla oblongata* et *corpus striatum*.

102. Publication du *Clinical Journal of the American Society of Nephrology* portant sur 3 318 femmes ayant consommé des sodas aspartamisés.

produits vitaminés, des boissons, et même dans de l'aspirine pour enfants. Le courageux neurochirurgien Russell Blaylock évoquait avec certitude le lien entre l'absorption d'aspartame et la dégénérescence maculaire, la cécité due au diabète, le glaucome, résultat d'une overdose du produit incriminé. Les études versées au dossier des plaignants évoquaient aussi des dommages liés aux testicules, à la thyroïde, et aux ovaires. Injonction était faite par les plaignants de ne plus produire ni de vendre d'aspartame[103]. On est passé à côté d'une nouvelle législation américaine. Si d'aventure la tromperie sur les édulcorants est révélée dans son ampleur, alors de vraies enquêtes coûteuses, comparatives et impartiales verront le jour. Mais sans attendre le verdict, il est temps pour les spécialistes de la santé de s'emparer du sujet ! Car la destruction se fait lentement, progressivement, sans qu'on accuse les excitotoxines et l'entrée massive d'ions calcium dans les cellules. Le calcium est de loin le métal le plus abondant dans le corps. On le trouve majoritairement dans les os, dont il fait partie intégrante. Normalement, le calcium intervient dans la contraction musculaire par l'intermédiaire de l'ion calcium $Ca2+$ et l'on en trouve également dans les tuyaux sous forme de dépôts ! Dans le cerveau, les ions de calcium jouent un rôle dans la transmission synaptique. Mais la pathologie née des excitotoxines fait que les ions $Ca2+$ activent des enzymes dont les phospholipases C ; et ce sont ces enzymes qui dégradent les structures cellulaires : membrane cellulaire, cytosquelette, ADN. Ce mécanisme étant susceptible de se produire aussi après une lésion cérébrale, un doute demeure toujours, non en matière de diagnostic, mais de cause. Voilà pourquoi, il n'est jamais facile d'accuser un seul facteur. Une chose est certaine avec les édulcorants, il peut se produire une insuffisance d'irrigation sanguine dénommée ischémie, suivie d'une accumulation de glutamates et d'aspartates dans le liquide extra-cellulaire, le tout aggravé par une déficience en oxygène et en glucose. On appelle cela une cascade ischémique : celle qui provoque la mort cellulaire. C'est cette suite d'événements biochimiques qui implique l'excitotoxicité. On parle de calcification cérébrale due aux excitotoxines, lorsqu'on découvre une tumeur dont les symptômes sont : épilepsie,

---

103. Source : National Justice League.

paralysies, déficits sensitifs, hypertension crânienne, maux de tête, vomissements. Si les victimes ignorent ce vaste sujet, les spécialistes savent que l'aspartame peut provoquer des pics de concentration d'aspartate dans le plasma sanguin, pics que d'autres spécialistes ignorent ou trouvent inoffensifs. De plus en plus de cliniciens sont convaincus qu'un groupe d'excitotoxines dues au couple glutamate et aspartame joue un rôle crucial dans le développement de plusieurs troubles neurologiques, certains troubles endocriniens, des troubles neuropsychiatriques, les difficultés d'apprentissage des enfants, la démence associée au sida, la violence épisodique, la borréliose de Lyme, l'encéphalopathie hépatique, des types spécifiques d'obésité, et surtout les maladies neurodégénératives telles que la sclérose latérale amyotrophique (ALS), Parkinson, Alzheimer et Huntington, ainsi que la dégénérescence olivopontocérébelleuse. Le langage médical semble complexe, mais il faut bien mettre des mots sur les choses. Comment de très bons thérapeutes peuvent-ils soigner sans enseignement préalable en toxicologie ? Bien des diabétologues considèrent toujours que l'aspartame est parfait pour leurs patients et qu'il s'agit de rumeurs, de fausses accusations à son sujet. La controverse n'est toujours pas réglée et les consommateurs ne s'en sortiront pas sans être informés. Mais par qui ?

3 - Cartes, chiffres et recoupements

Face aux chiffres inintelligibles et aux langues de bois, ce chapitre est essentiel. L'aspartame et les autres édulcorants sont consommés en masse et règnent à l'insu de nos choix conscients. L'industrie de la diète se gave et les complexes font le reste.

Que reste-t-il des accusations de fraude ? De vagues souvenirs. Pourtant les courbes exponentielles de consommation d'aspartame l'ont été aux États-Unis comme en Europe et dans le monde. Les doses journalières admises (DJA) fluctuent selon les pays. À la société de toxicologie de Montpellier, c'est le Dr Hervé Nordman qui s'y colle, et sans peur de faire figurer son appartenance à Ajinomoto avant d'affirmer que la DJA de 40 mg/kg est bonne. Il est d'ailleurs plus qu'optimiste : « Une méta-analyse de toutes les études cliniques contrôlées, effectuées avec l'aspartame, démontre que l'on peut s'attendre à une perte de poids de l'ordre de 0,2 kg par semaine. Sur un an, cela permet de perdre plus de 10 kg […] C'est la concurrence qui est l'origine du haro sur l'aspartame mais face à des attaques très sévères, son innocuité n'a jamais été remise en cause par les autorités d'enregistrement, ni par les agences de sécurité alimentaire du monde entier. »

On aimerait y croire ! Heureusement, qu'en 2011, seulement près d'un Français sur cinq consommait des produits à base d'aspartame au moins une fois par semaine, selon une étude réalisée par le CRÉDOC. Mais il y a 53 millions de diabétiques en Europe. Le diabète, notamment celui de type 2, affecte désormais 5,9 % de la population adulte mondiale, dont 80 % dans les pays industrialisés. L'OMS a averti que le nombre de décès dus au diabète augmentera d'environ 80 % dans certaines régions du monde au cours des dix prochaines années ! Ce qui signifie que la part du budget mondial alloué pour soigner le diabète en 2025 sera comprise entre 7 et 13 %.

Le diabète de type 2, assez faible en 1980, a fait un sacré bond, mais sans aucune incrimination envers l'E951, ni rien. Peu de questions, peu de réponses. Lors des entretiens de Bichat de septembre 2005, France Bellisle, de l'Hôtel-Dieu de Paris, et Adam Drewnowski, de la Washington University de Seattle, avaient déclaré : « Depuis des années, on entend dire que la consommation des produits light entraînerait un phénomène de « rattrapage calorique » ; c'est ce qu'on a appelé le « paradoxe des édulcorants ». Ces assertions finissent par être considérées comme des lieux communs, alors qu'elles sont scientifiquement infondées. »

Peut-on croire ces deux spécialistes très souvent sollicités par Nestlé dont le double langage baigne dans l'ambivalence : d'un côté, Nestlé incorpore des additifs dont l'aspartame à ses produits, et de l'autre, par son Institut, il se présente comme une organisation à but non lucratif dont le souhait est de partager les acquis scientifiques pour contribuer à la qualité de vie de chacun, de par le monde. Le rapport du ministère de l'Agriculture et de la Pêche de mars 2007, alors que les boissons light avaient augmenté de 20 %, avec un doublement du marché en cinq ans, faisait le point avec le même style d'évacuation de la controverse : « La croyance selon laquelle les édulcorants intenses stimulent l'appétit et la consommation alimentaire n'a pas été confirmée par les travaux de recherche, autant en laboratoire que sur le terrain. Le « paradoxe des édulcorants » n'existe pas. »

Mais à quoi est dû le diabète de type 2, sinon à la malbouffe et à la « mal-boisson » pour citadins sédentaires et stressés ? Par simple bon sens on pourrait résoudre le problème du surpoids. Mais les slogans ont la vie dure et partout on retrouve la même phraséologie qui se voudrait rassurante. Pour informer réellement les consommateurs, il faut des preuves irréfutables. Essayons d'y voir plus clair dans l'immense rébus des chiffres de la consommation et des maladies, pour exposer des liens plausibles entre édulcorants et maladies.

Il y avait 857 millions de personnes en surpoids dans le monde en 1980, il y en avait plus de 2 milliards en 2015. Aujourd'hui près de 7 000 décès par jour (plus de 2,5 millions par an) sont liés au surpoids et à l'obésité, l'obésité qui a coûté 2 000 milliards de dollars en 2012. Les obèses vivent en majorité en Amérique du Nord, dans une partie de l'Amérique du Sud, en Europe, en Arabie Saoudite et en Australie.

La carte de l'obésité semble être le strict reflet de celle de la maladie d'Alzheimer[104] dans le monde, que ce soit pour les taux faibles ou élevés sauf dans deux pays du Golfe en 2012. Elle ressemble aussi comme une sœur à la carte de la consommation des boissons sucrées ou light.

Les plus gros buveurs de sodas sont : en première position, le Mexique avec 105,9 litres par an et par habitant et en troisième position, les États-Unis avec près de 100 litres. Signalons qu'il y a peu de cas d'Alzheimer en Afrique et pas de consommation excessive de sodas light. Ce qui saute aux yeux, ce sont les surimpressions des graphiques : les courbes de l'absorption du E951, suivies par celles des maladies comme Alzheimer.

La population mondiale était de 1,74 milliard en 1910, 2,519 milliards en 1950, 5,279 milliards en 1990, 6,085 milliards en 2000, 7,058 milliards en 2012 et 7,2 milliards en 2014. Les consommateurs d'aspartame et d'édulcorants ne cesseront d'augmenter, l'obésité, les profits et les risques aussi. Selon les chercheurs Françoise Clavel-Chapelon et Guy Fagherazzi, les femmes qui consomment des sodas light ont un risque de diabète augmenté par rapport à celles qui ne consomment pas de boissons sucrées, et elles ont 60 % de risque en plus de souffrir d'un diabète, par rapport à celles qui consomment des sodas classiques en même quantité. À l'inverse, selon AminoSweet Europe : « L'obésité fait plus de morts sans édulcorants : rien qu'en Europe, le surpoids et l'obésité provoqueraient 70 000 nouveaux cas de cancer chaque année. Les boissons light sont passées de 0 à 7 000 millions de litres de 1979 à 2009. Et les allégations de l'Institut Ramazzini ont été réfutées par les autorités sanitaires. » Fin de la citation.

La consommation des boissons light était en augmentation en 2012 de 19,3 %. 8 obèses sur 10 boivent du light dans le monde…

---

104. Voir Annexe 5.

Et il n'y aurait point de corrélation !

Sachant maintenant que la maladie d'Alzheimer touche à ce jour près de 36 millions de personnes sur plus de 7 milliards, certains imaginent que ce nombre aura doublé d'ici 2030. En 1980, sur une population de 4,5 milliards, on comptait 11 millions de malades d'Alzheimer. Pour 9 milliards, nous aurions dû trouver 22 millions de cas. En 2005, 26 millions de personnes étaient déjà atteintes par la maladie. Ce qui signifie que le nombre de malades d'Alzheimer est exponentiel (10 millions rien que pour l'Europe des 27, en comptant également la Turquie). Et les prévisions pour 2030 sont de près de 72 millions de personnes diabétiques plus touchées que d'autres par les maladies neurodégénératives…

Les cas d'Alzheimer et de démences augmentent moins en Amérique latine selon l'OMS. L'Europe est presque au même niveau que l'Amérique du Nord et les données sur le coût[105] sont ahurissantes : les cas de démence devraient tripler d'ici 2050.

Si nous comparons l'usage du light et l'augmentation des cas d'Alzheimer dans le monde : les cartes alliées aux statistiques montrent que dans les pays où le surpoids s'est installé, l'aspartame est présent, et qu'il est absent dans les autres. Aux chercheurs de sortir leurs calculettes pour préciser ces rapprochements statistiques. Comparaison entre les pays grands consommateurs de *low carb* ou trop pauvres pour en acheter : les géographies correspondent également. Aux Pays-Bas (16,9 millions d'habitants), la consommation moyenne de boissons light est de 22 litres par an, avec 253 000 cas d'Alzheimer. En France, pour 65 millions d'habitants, nous sommes passés de 57 litres en 2006 à 66 litres en 2011, le surpoids est quant à lui passé de 15 % à 34 %. Corrélation ou pas corrélation ? Au Canada, sur 35 millions de personnes, le chiffre est de 35 litres de boissons light en moyenne et par personne et de 105 600 cas d'Alzheimer. Aux États-Unis sur 315 millions d'habitants, lorsqu'ils atteignaient 85 litres de light par an et par personne, 5,5 millions de personnes souffraient d'Alzheimer avec 1 300 cas diagnostiqués par jour. Pour être précis : 1 cas sur 20 vers 65 ans, 1 sur 10 après 85 ans. Coût total des maladies neurodégénératives aux États-Unis : 200 milliards

---

105. Annexe 6.

de dollars… Le coût de la maladie est en forte progression, plus de 66 %, alors que les crises cardiaques baissent, moins 13 %. Les cas d'Alzheimer devraient doubler tous les vingt ans. Les maladies orphelines devraient suivre…

La Chine voit le nombre des enfants obèses augmenter. Depuis vingt ans le pourcentage d'Alzheimer est aussi en hausse flagrante. Et si l'on compare les continents qui ont faim et ceux qui mangent trop, on s'aperçoit que les boissons light et l'obésité touchent les grandes villes plus que les campagnes.

Le phénomène vertigineux d'urbanisation que l'Afrique amorce aujourd'hui, prédispose sa population à la maladie d'Alzheimer dans les années à venir. Cette triste prévision sanitaire a été révélée par le Professeur Christian Giordano, ex-professeur de neurologie dans une UFR de sciences médicales en Côte d'ivoire et par ailleurs père de la neurologie dans ce pays. Trois études épidémiologiques ont été conduites en Afrique francophone : à Djidja (Bénin), à Bangui (République centrafricaine) et à Brazzaville (Congo), afin d'estimer la prévalence des démences chez les sujets de plus de 65 ans et d'étudier les facteurs de risque de ces affections. Ces études, par la méthode du porte à porte, ont permis de dépister environ 500 sujets dans chaque zone avec le *Community Screening Interview for Dementia* et le test dit « des cinq mots ». La prévalence des démences était faible en zone rurale béninoise (2,6 %), alors qu'elle était plus élevée dans les villes d'Afrique centrale (8,1 % à Bangui et 6,7 % à Brazzaville). Voilà la seule piste connue et révélée par l'excellente thèse de 2010 (université de Limoges, école doctorale thématique sciences pour l'environnement, faculté de médecine institut génomique, environnement, immunité, santé thérapeutiques) soutenue par Maëlenn Mari Guerchet. Elle a répondu à mon questionnement : « Il est certain que la consommation alimentaire et les habitudes alimentaires sont en train de changer en Afrique, comme dans beaucoup de pays en développement. Malheureusement, nous n'avons pas mené d'études très poussées sur le lien entre ces facteurs et la survenue de démences. D'un point de vue purement personnel, j'ai été surprise par la forte consommation de sodas. La prévalence de maladies neurodégénératives en Afrique n'est probablement pas si faible qu'on le pensait il y a quelques années, c'est vrai. Cependant, nous n'avons pour l'instant pas pu mettre en évidence l'implication de facteurs alimentaires. Nos dernières études ont été menées en zone urbaine et en zone rurale de deux pays d'Afrique centrale, avec une investigation alimentaire. »

Comme elle le signale, les études s'intéressant à l'alimentation en Afrique sont peu nombreuses. Cependant, les deux courbes obésité et Alzheimer suivent celle de la consommation des sodas et du *low carb*…

Les promoteurs d'aspartame nient toute responsabilité. AminoSweet se borne à réfuter l'accusation de fausses couches dues à l'aspartame. Chez Coca-Cola, on nie que le light fasse grossir, mais la P.-D.G. de Coca-Cola Amérique du Nord, Katie Bayne, se vantait de ne boire que les boissons sucrées de la marque à longueur de journée. Coca-Cola dément que les scléroses en plaques (ou symptômes similaires) en augmentation soient liées au Coca light, de même pour L'European Food Information Council, pour qui il s'agit d'une déduction sans fondements. « Sans fondements » ajoute Santé Canada pour toutes les autres accusations liées à l'aspartame. Si c'est un si bon produit, pourquoi y a-t-il plus de cas d'Alzheimer en pourcentage ou de cas de Parkinson précoces, dans les pays qui en consomment ? Et peut-on ajouter le pourcentage des AVC en augmentation ?

Quant aux analyses toxicologiques et aux questions de dosage, les choses sont difficiles à mettre en parallèle. Au niveau expérimental, le rat est cent fois moins sensible au méthanol que l'homme. Alors aucune étude n'est vraiment sérieuse si on la prend comme référence. Marc Resch, de Montpellier, a fait un simple calcul : la DJA pour l'aspartame est de 40 mg/kg, mais si la dose journalière est calculée avec le NOAEL (*No-observed-adverse-effect level*, autrement dit « dose sans effet toxique observable ») du rat, la dose humaine serait de ce fait cent fois trop élevée !

Quelle est la balance entre économie et santé ? Ne penche-t-elle pas du mauvais côté ? Aux consommateurs de forger leur conclusion. En France, il existe l'article L. 121-1 du Code de la consommation qui réprime la publicité mensongère, c'est le seul texte existant qui puisse être utilisé. Selon cet article L. 121-1 issu de la loi n° 2008-776 du 4 août 2008 :

I. – Une pratique commerciale est trompeuse si elle est commise dans l'une des circonstances suivantes :

1° lorsqu'elle crée une confusion avec un autre bien ou service, une marque, un nom commercial, ou un autre signe distinctif d'un concurrent ;

2° lorsqu'elle repose sur des allégations, indications ou présentations fausses ou de nature à induire en erreur et portant sur l'un ou plusieurs des éléments suivants :

a) l'existence, la disponibilité ou la nature du bien ou du service ;

b) les caractéristiques essentielles du bien ou du service, à savoir : ses qualités substantielles, sa composition, ses accessoires, son origine, sa quantité, son mode et sa date de fabrication, les conditions de son utilisation et son aptitude à l'usage, ses propriétés et les résultats attendus de son utilisation, ainsi que les résultats et les principales caractéristiques des tests et contrôles effectués sur le bien ou le service.

II. – Une pratique commerciale est également trompeuse si, compte tenu des limites propres au moyen de communication utilisé et des circonstances qui l'entourent, elle omet, dissimule ou fournit de façon inintelligible, ambiguë ou à contretemps une information substantielle ou lorsqu'elle n'indique pas sa véritable intention commerciale dès lors que celle-ci ne ressort pas déjà du contexte.

Les pratiques commerciales trompeuses sont punies des peines prévues au premier alinéa de l'article L. 213-1 :

Sera puni d'un emprisonnement de deux ans au plus et d'une amende de 300 000 euros au plus ou de l'une de ces deux peines seulement, quiconque, qu'il soit ou non partie au contrat, aura trompé ou tenté de tromper le contractant, par quelque moyen ou procédé que ce soit, même par l'intermédiaire d'un tiers :

1° soit sur la nature, l'espèce, l'origine, les qualités substantielles, la composition ou la teneur en principes utiles de toutes marchandises ;

2° soit sur la quantité des choses livrées ou sur leur identité par la livraison d'une marchandise autre que la chose déterminée qui a fait l'objet du contrat ;

3° soit sur l'aptitude à l'emploi, les risques inhérents à l'utilisation du produit, les contrôles effectués, les modes d'emploi ou les précautions à prendre.

Le montant de l'amende peut être porté, de manière proportionnée aux avantages tirés du manquement, à 10 % du chiffre d'affaires moyen annuel, calculé sur les trois derniers chiffres d'affaires annuels connus à la date des faits.

La *deadline* approche mais rien ne se passe, les fabricants ne sont pas mis en cause, et ne le seront jamais, car les faiseurs des lois et ceux qui sont garants de leur respect n'interdisent pas les édulcorants comme toxiques par leurs métabolites. La seule réponse à donner est le refus des consommateurs à payer pour s'intoxiquer.

Un site mérite d'être visité pour en savoir plus : aspartam-provings. info. Il s'agit d'une compilation en anglais, signée Richard Bocock (Londres), sur cette histoire qui touche à sa fin. On y déniche une information très ancienne mais très importante : l'utilisation du metrazol, un vieux médicament testé contre la schizophrénie par la CIA après la Seconde Guerre mondiale et aussi pour des tortures dans le Camp King à Oberursel (Taunus, Allemagne), centre d'interrogatoire créé initialement par les nazis en 1933. Dans la note 101, on apprend que le metrazol accroît les convulsions sur les animaux nourris avec de l'aspartame[106]. L'aspartame est donc totalement contre-indiqué pour les épileptiques selon les travaux du professeur émérite Richard Wurtman dont les travaux se trouvent au MIT. C'est ce qu'il fallait démontrer.

Chaque information est une petite pièce du gigantesque puzzle. Des milliers d'autres dorment… Le débat public doit donc être nourri en permanence. Cette attitude positive permettrait à l'idée de prévention de faire son chemin.

Exiger les informations les plus scientifiques et les rendre pédagogiques par une politique hors l'emprise des lobbies est un défi, mais un challenge particulièrement utile pour la santé et la baisse des coûts des maladies.

Combien de temps mettra le train du progrès sans conscience à s'arrêter ? Beaucoup plus que deux générations sont en général nécessaires. Sauf si la roulette russe devient apparente et que la population s'affole face au cynisme commercial. L'un des promoteurs

---

106. Lire le rapport à l'EFSA fait en 2013 par le Dr Lesley Stanley toxicologue, avec toutes les pathologies étudiées : *Review of data on the food additive aspartame.*

de l'aspartame ne cesse d'être récompensé : Monsanto, pour ne pas le nommer, obtient des prix, dont le prix mondial de l'alimentation, reçu le 17 octobre 2013. Ce *World Food Prize*, présenté comme un prix Nobel de l'alimentation, a été remis au vice-président de Monsanto, ainsi qu'à un membre du groupe Syngenta et à Marc Van Montagu, scientifique belge qui fait partie d'un puissant lobby européen pro-OGM (European Federation of Biotechnology). Monsanto dont la charte est « Intégrité, transparence, dialogue, partage et respect », a imposé son *Monsanto Protection Act* qui le place au-dessus des lois par un amendement discret glissé dans une loi budgétaire pour l'agriculture, signé par Obama… Aux citoyens de créer le « prix des Produits sains » et peut-être qu'alors aspartame, advantame, néotame, saccharine, glutamate, disparaîtront des cantines et des maisons.

Mais, bonne nouvelle, les Chinois ont une plante, le *gotu kola*, utilisé en Inde depuis des milliers d'années, et qui renforcerait les fonctions cérébrales. Des études animales ont montré qu'il améliore la transmission nerveuse en augmentant la complexité des dendrites. Et pour les Indiens, bonne nouvelle aussi : des études ont montré que le *bacopa* améliore la mémoire à court et long terme. Le *ginkgo biloba* peut protéger les cellules du cerveau des lésions causées par les radicaux libres en améliorant la circulation sanguine et l'apport en oxygène. La curcumine, anti-inflammatoire et antioxydant, augmente l'élimination de la bêta-amyloïde. Puissant antioxydant et anti-inflammatoire, la curcumine semble apporter une protection contre la maladie d'Alzheimer.

4 - La parole doit rester aux citoyens

Un amendement a été présenté par la sénatrice Aline Archimbaud et son collègue Jean Desessard au nom du groupe Europe Écologie Les Verts (EELV). Mme Archimbaud a répondu présente pour une interview. Ce qui ne fut pas le cas de certains députés ou sénateurs médecins médiatisés. Les écologistes voulaient insérer un article additionnel[107] concernant les boissons édulcorées, mais les débats ne furent pas à leur avantage et se déroulèrent dans une ambiance de dialogue de sourds :

Le président de commission : « Madame Archimbaud, l'amendement n° 347 est-il maintenu ? »

Mme Aline Archimbaud s'adressa alors à la ministre de la Santé au nom des siens dans un souci officiellement partagé de mettre en place des politiques cohérentes. Ainsi les sénateurs concernés firent part du travail du groupe de travail de l'ANSES sur l'évaluation des bénéfices et des risques nutritionnels de la consommation des édulcorants intenses par la population générale. Mais on leur répondit qu'il fallait lire la conclusion de l'EFSA datant de février 2011, qui faisait valoir que :

« Le projet de taxation de cet ingrédient est aussi contradictoire avec les objectifs de santé publique en matière de lutte contre les maladies chroniques telles que l'obésité ou le diabète. En effet, de nombreux travaux scientifiques ont démontré que les édulcorants intenses, l'aspartame en particulier, peuvent répondre à certaines problématiques de santé

---

107. Voir Annexe 6.

actuelles en aidant les diabétiques, en limitant les apports caloriques et en contribuant à une bonne hygiène bucco-dentaire. L'aspartame contribue à réduire les apports en sucres et en calories des produits dans lesquels il est utilisé. La prévalence du surpoids et de l'obésité en France, nous en avons déjà parlé, s'élève aujourd'hui à 46,4 % des adultes de plus de 18 ans et représente un coût annuel estimé par la Caisse nationale de l'assurance maladie des travailleurs salariés, la CNAMTS, à 10 milliards d'euros pour l'assurance maladie. En France, quelque 3 millions de diabétiques sont astreints à un contrôle alimentaire strict, limitant la consommation de produits sucrés. Pour 2,5 millions d'entre eux, les édulcorants, dont l'aspartame, sont une aide précieuse dans la gestion de leur pathologie. L'objectif de substitution d'autres catégories d'édulcorants de synthèse à l'usage de l'aspartame ne tient pas compte des possibilités d'utilisation des édulcorants par les industriels. »

Des parlementaires français réclament depuis longtemps qu'on ajoute au moins sur tout produit light contenant de l'aspartame une mention de risque pour la femme enceinte, le fœtus et les jeunes enfants – en pure perte ! Faut-il opter pour une prévention individuelle, ou une information générale à défaut « d'aide précieuse » représentée par l'aspartame ?

En novembre 2012, le Sénat français tenta de taxer l'aspartame… L'idée fut abandonnée. Mais Aline Archimbaud, la sénatrice de Seine-Saint-Denis, ne baissa pas les bras. Son engagement était simple : représenter les citoyens et obliger les pouvoirs publics à être des régulateurs éclairés. Elle tente depuis des années à faire taxer les boissons édulcorées à l'aspartame, en laissant le temps aux industriels de changer de politique. Mais les amendements proposés ont été toqués et retoqués, se heurtant en permanence aux bons vieux alibis. Elle explique ses tentatives infructueuses : « J'ai déposé des amendements au Sénat deux années de suite, avec le soutien des écologistes dans un projet de financement de la Sécurité sociale. Dans le budget 2013 et 2014, je proposais une taxation légère de l'aspartame pour inciter les industriels à utiliser autre chose que ce produit largement suspect. Il est temps d'instaurer dans le budget de la santé publique des arbitrages de prévention. Il faut cesser d'utiliser massivement des produits qui peuvent avoir des conséquences sanitaires graves. »

On ne peut être plus clair. En tant que parlementaire, cette sénatrice insista sur le fait qu'elle avait le privilège et le devoir d'alerter ses concitoyens. Mieux que certains journalistes, elle prit le temps et les moyens de se documenter : « J'ai eu accès à des documents sur un produit interdit, puis commercialisé, puis interdit et commercialisé à nouveau de façon extrêmement troublante. Madame la ministre de la Santé a trouvé qu'il n'y avait pas assez d'arguments. En 1950, on savait que l'amiante était cancérigène. Il a fallu attendre 1997 pour l'interdire. Il y a eu un million de décès en France, liés à l'amiante. Or, pour l'aspartame, il existe des alternatives et nous proposons aux fabricants un temps d'adaptation. Ce que je n'accepte pas, c'est cette façon de fermer les yeux, en affirmant qu'il n'y a pas assez d'études pour infirmer les bénédictions de l'EFSA. C'est désolant de voir qu'on oppose aussi des arguments économiques face à un argument sanitaire. "Moi, je suis médecin, Madame, et si je vous dis que ce n'est pas dangereux, c'est que c'est sans risque." Voilà le genre d'argument que j'entends. J'ai dit à la ministre de la Santé qu'elle prenait ses responsabilités en refusant deux fois mes amendements. J'ai refusé de les retirer. Il faudrait une bonne fois pour toutes, séparer les intérêts économiques des laboratoires pharmaceutiques de l'intérêt public, protéger les lanceurs d'alerte comme Mme Irène Frachon. J'ai moi-même été attaquée lorsque je mettais en cause le statut des visiteurs médicaux, payés par les laboratoires, pour qu'ils informent objectivement les médecins. C'est une situation quelque peu schizo-phrénique d'être juge et partie… »

En ce qui concerne l'aspartame et d'autres produits chimiques de consommation courante, Aline Archimbaud propose de ne plus se baser sur des expertises payées par des laboratoires, mais de financer des études publiques qui fourniraient des données plus fiables : « En France, malgré quelques progrès comme la loi Xavier Bertrand, certains liens restent opaques. Monsanto est une firme extrêmement puissante. De tels groupes approchent des parlementaires, les invitent à des déjeuners, mais leurs tentatives d'approche n'ont pas de prise. Face à la désinvolture et aux pressions, il existe la loi Blandin qui protège les lanceurs d'alerte. Lorsqu'on défend la santé publique, il n'y a pas que le curatif, il y a le préventif face aux épidémies en grande partie liées au mode de vie. »

La proposition de loi a été déposée au Sénat par Marie-Christine Blandin et ses collègues avec pour objet de compléter les mécanismes d'alerte en matière de veille sanitaire[108]. C'est dans ce cadre que la sénatrice Aline Archimbaud classe la fabrication de l'aspartame, des boissons et des produits à base d'aspartame. Elle fait ainsi l'apologie du magazine *Prescrire*[109] qui promeut les chercheurs indépendants et non les « écrivains fantômes ». Elle ajoute : « Il faut donc une recherche publique confortée, qui échappe aux pressions, et des parlementaires courageux. On est loin du but, mais on continuera. La première valeur est le respect de l'intérêt général qui ne s'oppose pas à l'intérêt économique, comme on le croit. C'est le rôle des politiques de mobiliser les consommateurs qui ont une force énorme, car ils peuvent devenir un levier économique puissant en boycottant l'aspartame. Avec un aspartame plus cher, les industriels trouveront l'alternative. »

La taxe spéciale sur l'aspartame n'a pas vu le jour. Le courage et la représentativité d'une élue ne peuvent donc pas parler au nom des citoyens. Les amendements de la sénatrice ont été rejetés. Et les paroles de la ministre d'alors, Mme Marisol Touraine pour combattre l'amendement 23 *bis* concernant les boissons énergisantes furent plus que floues, à part leur conclusion : « Monsieur le rapporteur général, j'entends bien ce qui motive cet amendement, mais je souhaite vous convaincre qu'il n'est pas nécessaire au regard de l'objectif que vous fixez [...]. Soyez certain que nous partageons le même objectif. Je vous demande donc, Monsieur le rapporteur général, de bien vouloir retirer cet amendement. »

Si les députés, sénateurs, ministres ne peuvent pas tenir compte des désirs et besoins des consommateurs et électeurs, ceux-ci doivent se prendre en charge eux-mêmes et s'approprier toutes les informations pour eux-mêmes et leurs enfants. Des boissons énergisantes light

---

108. Notamment par la création d'une Haute Autorité de l'expertise scientifique et de l'alerte par la protection des personnes physiques ou morales lançant une alerte en matière sanitaire et environnementale ou par l'instauration d'une cellule d'alerte dans des établissements publics à caractère industriel et commercial ou même administratif.

109. Le magazine médical *Prescrire* n'est pas tributaire des annonceurs (les laboratoires pharmaceutiques), pourtant, il n'a pas voulu répondre à nos questions portant sur aspartame et obésité, n'ayant aucun dossier à fournir.

existent et favorisent les phénomènes d'hyperalcoolisation. Les *binge drinking* ou « biture express » envoient des gamins aux urgences. Ces boissons obligent le corps à aller puiser de l'énergie de survie dans les os, et parfois le cœur s'arrête… On comptabilise quelques décès chez les très jeunes, dus à cet épuisement provoqué mais non ressenti. Mais l'industrie ne s'affole pas pour « si peu ». De nouveaux amendements ont été proposés en novembre 2014, mais sans résultat. Le compte rendu de la séance du 12 novembre se trouve sur Internet et se résume à cette phrase : « il a été difficile d'aller plus loin, faute d'une étude d'impact. »

Celui du 22 novembre fait état d'éclats de rire et d'un amendement non adopté après que Jean-Claude Requier, sénateur du Lot, a retracé l'historique. Cela refit pschitt… Pourtant la droite, puis la gauche et les verts, tous avaient été autrefois d'accord sur ce vrai sujet de santé publique. Quand l'union se heurte à un renoncement venu de « plus haut », rien ne change. Quid de la morale la plus simple ? Que faire pour devenir « consomm'acteur » ? Se tenir informé, et parfois directement sur les grands sites comme la FDA, l'ANSES, et rechercher des communications scientifiques, comparer, analyser, en espérant que les journalistes pots de terre soient protégés de la force des lobbies pots de fer.

En 2016, les députés anglais ont voté une taxe sur les boissons sucrées pour lutter contre l'obésité, mais pas sur les boissons édulcorées. 28 % des enfants de 2 à 15 ans et 61,9 % des adultes seraient obèses ou en surpoids en Angleterre…

Betty Martini a choisi le 28 août comme Journée mondiale de sensibilisation aux méfaits de l'aspartame. Elle n'est pas la seule à vouloir que les produits contenant de l'aspartame le mentionnent impérativement dans l'alimentation humaine et animale. L'enjeu est de convaincre les « croyants » à l'aspartame des dangers qu'il peut représenter. Il s'agit bien d'une croyance et non d'une médication. Il existe des formes de religions alimentaires et pharmacologiques, le bon sens demeure une boussole. J'espère que cette enquête aura contribué à éclairer les consommateurs, chercheurs, historiens et journalistes.

CONCLUSION

Le génie humain est de nous conduire génération après génération vers une conscience plus ou moins collective. Depuis les hommes préhistoriques, en passant par des êtres exceptionnels comme Pythagore pour qui l'alimentation était liée à l'effort de l'esprit et du corps, Léonard de Vinci et Élisée Reclus, deux végétariens notoires, nous recherchons non seulement de l'énergie pour survivre ou vivre, mais une adéquation entre ce qui sort et entre dans notre bouche : des mots et des aliments. Paroles et nourritures nous constituent en quelque sorte. Nous sommes parfois ce que nous disons et ce que nous mangeons. L'aspartame ne fait pas partie de l'hygiène de vie, ce n'est pas un progrès comme la chaîne du froid, mais une régression. Le sel et le sucre sont des conservateurs naturels, mais comme l'aurait dit le regretté Jean-Pierre Coffe, les édulcorants intenses, c'est de la merde !

L'E951, substance chimique parmi tant d'autres modifie notre métabolisme et donc tout notre être. Et si nous faisions comme Georges Perec qui dans son livre *La Disparition* enleva tous les « E » ? En réalité, c'est à l'industrie de faire marche arrière pour un retour à la gastronomie, au goût non désorienté et au respect des consommateurs. La nutrition est un baromètre de notre volonté à être des terriens faits des produits de la terre et de la mer, avec de véritables nutriments indispensables à la santé. Si le light, c'est du lourd, alors pour vivre légers, vivons sainement. Au consommateur de décider. Mais s'il est addict à un produit, l'industrie voudra le garder comme client ou patient. Aux dernières nouvelles : PepsiCo a décidé de réintroduire l'aspartame dans ses sodas aux États-Unis après l'échec commercial de nouveaux édulcorants artificiels... Le cobaye humain s'est habitué à des saveurs artificielles. Quant à l'information en matière de sujets sensibles comme l'aspartame, il s'avère que ce ne sont pas les citoyens qui décident, mais les empires quels qu'ils soient : étatiques, financiers, etc. Il reste l'interstice magnifique de la liberté de penser et de choisir sans trop se tromper. Clemenceau disait : « La vie est une chance d'oser. Distinguer, interpréter ce qui est. Dans l'enchevêtrement des activités universelles qui nous aveuglent avant de nous éclairer, l'effort primesautier de notre entendement nous égare dans une forêt d'apparences » (*Au soir de la pensée*, 1927).

Alors osons dire notre volonté de rester libres de bien manger, de bien boire et de bien vivre sur une planète si généreuse ! Soyons sur nos gardes, car selon le politologue américain Zbigniew Brzezinski, dans son livre *Le Grand Échiquier*, les Européens admettent de plus en plus que pour « combler leur retard », ils doivent s'américaniser. Brzezinski est l'inventeur du mot-valise *tittytainment* pour définir un « cocktail de divertissement abrutissant et d'alimentation suffisante permettant de maintenir la bonne humeur de la population frustrée de la planète. » Ce conseiller de nombreux présidents américains fait partie de l'école dite de Chicago. Son conseil au pouvoir américain, affaiblir l'Europe, par une malbouffe et une culture à la baisse. Il faut lire Brzezinski avant de retourner à l'école du bon sens, sans attendre les excuses de ceux qui nous leurrent. Face aux mensonges, il vaut mieux rechercher quelques vérités salvatrices et sincères. Le mot sincère vient d'ailleurs de l'apiculture et signifie « sans cire », et donc sans triche sur la marchandise. À nous de faire notre miel sur les fleurs de vérité...

Pour écrire ce livre, j'ai mis du temps, beaucoup de temps. Mais « merci » à tous ceux qui m'ont mis des bâtons dans les roues ou lâchée durant l'enquête, cela n'a fait qu'augmenter ma volonté de défricher un sujet si complexe et de le faire éditer. Mon seul but est de partager mon enquête que d'autres éclaireront de leurs connaissances.

Un vrai grand merci à H. P., de l'association La Règle, pour son soutien lors de repérages. Au Professeur Narbonne et à la sénatrice Archimbaud, au regretté Claude Reyraud et à sa curiosité partageuse, au regretté Philippe Durrèche. À Luciano Melis, Georges Campero et Blandine Du Parc pour leurs conseils. À Michel Jacquemard pour son soutien et ses remarques judicieuses. À toute l'équipe de Max Milo, sans qui je n'aurais pu partager ces chapitres… Merci à vous lecteur, pour votre curiosité.

Annexes

Annexe 1

Docteur en pharmacie exerçant en officine à Paris, j'ai toujours été préoccupé par la prévention des maladies induites par des facteurs chimiques exogènes présents dans notre environnement.

Au comptoir de ma pharmacie, j'ai eu la chance de vivre le combat d'Henriette Chardak pour révéler les dangers de l'aspartame au travers de cet ouvrage.

L'arrivée de ce livre est une chance pour chacun de nous pour prendre conscience de l'ampleur des conséquences qu'une molécule chimique peut avoir sur notre santé .

Et si l'aspartame n'était que la partie émergée d'un immense iceberg ?

Combien de substances toxiques contaminent notre quotidien et mettent en danger notre santé ? Sommes-nous cernés ?

Et si l'aspartame n'était que la partie émergée de l'iceberg ? Combien de substances toxiques contaminent notre quotidien et mettent en danger notre santé ?

Je me souviens de l'année 2004, ma fille avait alors 8 mois, et au comptoir de mon officine, je découvrais, grâce aux révélations d'une de mes clientes journaliste, la présence de bisphénol A dans les biberons. Elle était effarée par sa découverte et moi aussi.

Je suis pharmacien d'officine à Paris et la santé publique est une préoccupation quotidienne car trop conscient de l'incidence de chaque molécule chimique sur notre organisme et de la fragilité de notre santé.

À cette époque les biberons étaient fabriqués en polycarbonate. Cette matière, le polycarbonate, qui est transparente comme le verre mais quasiment incassable, était constituée d'une polymérisation de bisphénol. Le bisphénol est un perturbateur endocrinien capable de tromper les différents récepteurs hormonaux et de provoquer des conséquences sur le développement physiologique. Cette polymérisation n'était pas si stable que ça dans le temps. Je découvris alors comment le bisphénol migrait du polycarbonate dans le lait, avec la température, l'usure, les rayures. Plus le biberon vieillit, plus il se dégrade. Surpris de découvrir que des biberons pouvaient être toxiques pour les bébés, je décidais de contacter les fabricants de biberons que je vendais car j'avais du mal à y croire. En les contactant, les fabricants m'ont répondu qu'ils le savaient, mais les normes européennes toléraient un seuil de passage à ne pas dépasser et ils le respectaient. En testant un biberon sur 50 utilisations, une marque de référence, était en dessous des seuils limites. Pour un bébé, 50 utilisations, ça fait une semaine d'utilisation. Une autre marque connue de référence le savait aussi et préparait pour les prochains mois de nouveaux biberons sans bisphénol. Moi je décidais de remettre les biberons en verre en rayon et d'informer le plus de parents possible.

Mais qui sont les plus fautifs ? Les fabricants ou les normes fixées, trop peu prudentes ? Il fallut attendre quelques années pour que les associations de consommateurs canadiennes se mobilisent et mettent le feu aux poudres. On a alors interdit le bisphénol A dans tout ce qui était de près ou de loin en rapport avec les bébés. Tout devait être sans bisphénol A (sans BPA) Le problème, c'est qu'on le remplace aujourd'hui par du bisphénol F, des uréthanes et des vinyles dont l'innocuité n'est pas établie mais qui ne sont pas interdits.

On joue au chat et à la souris. Maintenant on commence à voir le bisphénol A disparaître aussi du papier des cartes bleues ou des tickets de caisse. Mais en commandant le papier thermique pour mes imprimantes et en parlant avec le distributeur, ce dernier me dit que dans le papier sans bisphénol A on trouve du bisphénol B encore plus toxique.

Que faire ? Qui s'occupe de vérifier tout ça ?

Combien de produits nous entourent et nous mettent en danger discrètement ? Combien brûlent des bougies parfumées ou des encens alors que ces derniers dégagent des vapeurs toxiques, que d'autres diffusent des désodorisants et les respirent toute la journée dans leur voiture, les fenêtres bien fermées sans se douter que toute cette chimie n'est pas sans danger. Ces parfums de luxe qui se vendent à prix d'or et se déposent quotidiennement sur notre peau sans aucune information de toxicité.

Ces fabricants de meubles qui proposent des prix si attractifs que l'on est poussé à faire abstraction des risques du formaldéhyde, cancérigène et responsable d'irritation respiratoire et de maux de tête, présent dans la colle utilisée pour fabriquer du bois aggloméré, et qui va se dégager pendant plusieurs années dans nos appartements jusqu'au plus près des enfants.

Le polyuréthane, utilisé dans quasiment tous les matelas, dégage des vapeurs toxiques que l'on respire toute la nuit.

Par quel bout prendre tous ces problèmes, ne sommes-nous pas allés trop loin dans cette liberté industrielle qui n'hésite pas à proposer des « super produits » si innovants que l'on finit par en oublier les sacrifices à faire sur sa santé.

Je suis certain que beaucoup ignorent tous ces risques et apprécieraient de les connaître, mais que faire si tout est contaminé ?! Que faire si on en arrive à avoir quelque chose à reprocher à presque tous les produits ? La vigilance constante frôlerait-elle une forme de paranoïa dans laquelle on aimerait ne pas tomber ?

Combien d'utilisateurs de Smartphone abandonnent les iPhones pour des Samsung car le DAS (la quantification d'émission d'ondes toxiques) est beaucoup plus faible, je pense que beaucoup le savent mais que la communication d'Apple est trop séduisante pour céder à la prudence, d'ailleurs aucune marque ne se sert de cet argument pour espérer augmenter les ventes. Sommes-nous prêts à sacrifier ce que nous avons envie d'acheter pour sauver notre santé ou doit-on choisir entre la santé et le produit ? Pourquoi tous ces produits toxiques se trouvent maintenant dans tout notre environnement et que les industriels ne sont pas contraints de démontrer l'innocuité de leurs produits avant de les commercialiser ?

Les gouvernements accepteraient-ils de créer un organisme indépendant pour mener des enquêtes et des tests, car je suis certain que l'évolution d'un grand nombre de maladies n'est pas anodine dans nos cités.

Au-delà des médicaments, j'ai également toujours été préoccupé par la toxicité des molécules chimiques qui nous entourent : celles que l'on voit mais aussi celles qui ne se voient pas mais qui se respirent. Le nombre de cancer explose. Déjà beaucoup de malades et de morts sont dus à la pollution ! 9 millions de morts par an dans le monde, c'est énorme mais combien encore sont dus à la pollution invisible de toutes ces substances dont on ne parle pas.

En attendant, des journalistes ont conscience qu'ils ont une mission dans ce domaine, faire avancer les choses en officialisant les informations qui, pour l'instant, ne circulent discrètement qu'auprès de personnes averties. On aurait pensé qu'avec internet tout irait plus vite mais c'est toujours trop lent.

Le succès du bio nous montre que les mentalités changent et que la prévention des risques est capitale pour beaucoup, mais combien continuent à consommer du non bio. Faut-il vraiment que l'on doive faire un choix entre les légumes contaminés par des insecticides et ceux qui ne le sont pas, ou ces légumes et fruits contaminés ne devraient-ils même pas être vendus ? Doit-on choisir entre un produit cher non toxique et un pas cher et toxique ? Et voilà que j'en arrive au cœur du sujet de ce livre : un « E » qui rythme la composition de produits de consommation et de médicaments.

L'utilisation des codes alimentaires (E…) empêche de voir apparaître en toutes lettres le nom chimique des ingrédients des substances que nous ingérons. Ce serait sûrement moins appétissant et surtout moins vendeur ! Combien de temps passons-nous à vérifier les composants de nos aliments pendant nos courses ? Savons-nous vraiment ce que nous mangeons et absorbons ? Pourquoi ne pas imaginer par exemple un code couleur pour repérer les produits toxiques directement sur les produits ?

La communication autour de l'obésité n'est-elle pas responsable de cette présence excessive de l'aspartame dans notre alimentation ? « Le sucre est mauvais ! Vive l'aspartame ! » Mais on ne parle pas de l'aspartame, on dit *light*, cela donne une certaine légitimité. Cela fait-il partie de la stratégie de commercialisation des produits et de leur succès ? On parle souvent du principe de précaution mais qu'en est-il pour l'aspartame ? Beaucoup d'études sont menées mais les résultats sont souvent contradictoires. Certaines prétendent révéler une toxicité terrible d'autres une toxicité relative. Doit-on attendre de découvrir officiellement que l'aspartame est vraiment dangereux tout comme des molécules voisines pour réagir et l'interdire, ou mentionner les risques liés à sa consommation ou encore doit-on partir du principe que tant que cela n'est pas démontré on peut en consommer sans réserve ?

On se félicite de voir apparaître le logo « danger/ grossesse » sur les médicaments qui contiennent des principes actifs dangereux pendant la grossesse, mais on peut déplorer qu'il n'y a pas de logo si ce danger peut venir des excipients.

Le « sans sucre » en pharmacie est légitime pour prendre en compte les pathologies qui ne permettent pas sa consommation, mais doit-on pour autant être contraint de prendre de l'aspartame ? Ces excipients qui sont censés être sans conséquences mais qui sont loin de l'être, surtout lorsque l'on mesure par exemple les conséquences catastrophiques sur des milliers de patients qu'a causées le changement d'excipient dans le lévothyrox. C'était censé être une amélioration... Beaucoup de substituts nicotiniques sont quotidiennement consommés et contiennent de l'aspartame. Est-ce le prix à payer pour arrêter de fumer ? Est-ce bien la seule solution ?

Au comptoir, c'est souvent l'exemple de l'aspartame que j'utilise auprès de mes clients afin d'illustrer les risques d'usage de produits périmés. En effet, l'aspartame fragile, instable dans le temps, se modifie chimiquement pour devenir une molécule mutagène ; ce qui permet aussi de mieux comprendre les faibles dates de péremption des sodas qui en contiennent.

L'aspartame est présent dans beaucoup de boissons, mais bien que très instable au-dessus de 30 °C, on le trouve dans beaucoup de pays chauds ou même, pendant l'été en France, stocké à des températures bien plus élevées pendant des semaines sans aucun contrôle ni précaution de conservation sur le produit, mais quel bonheur de siroter un soda bien glacé au soleil !

Le ferez-vous encore après avoir lu ce livre ?

Franck Cohen, docteur en pharmacie, diplômé de Paris XI

Annexe 2 - Texte officiel FDA

Code of Federal Regulations]
[Title 21, Volume 3]
[Revised as of April 1, 2014]
[CITE : 21CFR172.804]
TITLE 21--FOOD AND DRUGS
CHAPTER I--FOOD AND DRUG ADMINISTRATION
DEPARTMENT OF HEALTH AND HUMAN SERVICES
SUBCHAPTER B--FOOD FOR HUMAN CONSUMPTION
(CONTINUED)

PART 172--FOOD ADDITIVES PERMITTED FOR DIRECT ADDITION TO FOOD FOR HUMAN CONSUMPTION
Subpart I--Multipurpose Additives
Sec. 172.804 Aspartame.

The food additive aspartame may be safely used in food in accordance with good manufacturing practice as a sweetening agent and a flavor enhancer in foods for which standards of identity established under section 401 of the act do not preclude such use under the following conditions :

(a) Aspartame is the chemical 1-methyl N- l- [alpha]-aspartyl-l-phenylalanine (C14H18N2O5).

(b) The additive meets the specifications of the Food Chemicals Codex, 7th ed. (2010), pp. 73-74, which is incorporated by reference. The Director of the Office of the Federal Register approves this incorporation by reference in accordance with 5 U.S.C. 552 (a) and 1 CFR part 51. You may obtain copies from the United States

Pharmacopeial Convention, 12601 Twinbrook Pkwy., Rockville, MD 20852 (Internet address usp.org). Copies may be examined at the Food and Drug Administration's Main Library, 10903 New Hampshire Ave., Bldg. 2, Third Floor, Silver Spring, MD 20993, 301-796-2039, or at the National Archives and Records Administration (NARA). For information on the availability of this material at NARA, call 202-741-6030 or go to archives.gov/federal-register...

(c) (1) When aspartame is used as a sugar substitute tablet for sweetening hot beverages, including coffee and tea, L-leucine may be used as a lubricant in the manufacture of such tablets at a level not to exceed 3.5 percent of the weight of the tablet.

(2) When aspartame is used in baked goods and baking mixes, the amount of the additive is not to exceed 0.5 percent by weight of ready-to-bake products or of finished formulations prior to baking. Generally recognized as safe (GRAS) ingredients or food additives approved for use in baked goods shall be used in combination with aspartame to ensure its functionality as a sweetener in the final baked product. The level of aspartame used in these products is determined by an analytical method entitled "Analytical Method for the Determination of Aspartame and Diketopiperazine in Baked Goods and Baking Mixes," October 8, 1992, which was developed by the Nutrasweet Co. Copies are available from the Office of Premarket Approval (HFS-200), Center for Food Safety and Applied Nutrition, 5100 Paint Branch Pkwy., College Park, MD 20740, or are available for inspection at the Center for Food Safety and Applied Nutrition's Library, Food and Drug Administration, 5100 Paint Branch Pkwy., College Park, MD 20740, and at the National Archives and Records Administration (NARA). For information on the availability of this material at NARA, call 202-741-6030, or go to : archives.gov/federal.../...

(d) To assure safe use of the additive, in addition to the other information required by the Act :

(1) The principal display panel of any intermediate mix of the additive for manufacturing purposes shall bear a statement of the concentration of the additive contained therein ;

(2) The label of any food containing the additive shall bear, either on the principal display panel or on the information panel, the following statement :

PHENYLKETONURICS : CONTAINS PHENYLALANINE
The statement shall appear in the labeling prominently and conspicuously as compared to other words, statements, designs or devices and in bold type and on clear contrasting background in order to render it likely to be read and understood by the ordinary individual under customary conditions of purchase and use.

(3) When the additive is used in a sugar substitute for table use, its label shall bear instructions not to use in cooking or baking.

(4) Packages of the dry, free-flowing additive shall prominently display the sweetening equivalence in teaspoons of sugar.

(e) If the food containing the additive purports to be or is represented for special dietary uses, it shall be labeled in compliance with part 105 of this chapter.

[39 FR 27319, July 26, 1974]

Editorial Note :
For Federal Register citations affecting 172.804, see the List of CFR Sections Affected, which appears in the Finding Aids section of the printed volume and at government Publishing Office. (www.fdsys.gov.)

Annexe 3

Cher Jeffrey,

J'ai une question qui nécessite vraiment une réponse. Comment l'aspartame peut être considéré comme sûr quand la recherche scientifique indépendante montre constamment qu'il peut être mortel ? L'EFSA a-t-elle décidé d'ignorer toutes les recherches accablantes et de n'accepter que les études financées par l'industrie de l'aspartame ? Exemple : l'EFSA utilise l'étude d'Ajinomoto – financée par l'industrie et ses conflits d'intérêts, et elle ne tient pas compte de l'énorme contradiction de la recherche scientifique.

Pour aider l'EFSA à comprendre les méthodes de dissimulation de l'industrie, le chercheur Mark Gold a scrupuleusement détaillé leurs abus scientifiques dans les études sur l'aspartame.

Il existe des preuves abondantes d'abus scientifiques dans les études des effets de l'aspartame sur la maladie de Parkinson, la toxicité du méthanol, etc. Un organisme gouvernemental qui doit être impartial, doit éviter les conflits d'intérêts et ne considérer que la recherche scientifique publiée par les revues indépendantes et par des experts qualifiés dans le monde entier. Ceux-ci montrent uniformément que l'aspartame est mortel. Le mode opératoire de l'EFSA est d'ignorer cette vraie science. Quel dommage !

C'est le Parlement qui a demandé une nouvelle évaluation parce qu'ils ont vu que la recherche montrait que l'aspartame était dangereux (étude au Danemark sur 60 000 femmes montrant que l'aspartame entraîne un saut des naissances prématurées, jusqu'à 78 %, et les trois études du Dr Morando Soffritti, de l'Institut Ramazzini montrant que l'aspartame est un cancérogène multipotentiel) provoquant cancers du poumon et du foie ainsi que la leucémie et le cancer du sein.

Une autre liste expose des recherches sur la destruction rénale, crises cardiaques et des accidents vasculaires cérébraux provoqués par la consommation de soda.

La recherche égyptienne a révélé des effets destructifs de la mémoire et le stress oxydatif dans le cerveau des souris, et son étude montre que l'aspartame augmente la glycémie à jeun, et une étude montre que l'aspartame peut provoquer des graves dépressions.

Une étude d'Harvard a prouvé que l'aspartame peut provoquer un lymphome de Hodgkin et la leucémie, confirmant les travaux du Dr Soffritti.

Une autre étude lie l'aspartame au diabète, comme connu depuis trente ans. L'endocrinologue H. J. Roberts dit que l'aspartame précipite non seulement le diabète, mais aggrave et simule la rétinopathie diabétique et la neuropathie ; la conversion de méthanol détruit le nerf optique et provoque des convulsions. Il interagit même avec l'insuline. Ce sont des études récentes !

Vous vous rendez compte que je pourrais continuer à vous montrer ces recherches scientifiques prouvant encore et encore que l'aspartame est mortel. Vous êtes bien au courant de l'étude de Trocho[110] *qui a montré que l'aspartame embaume les tissus vivants et dégrade l'ADN.*

Lisez le dernier chapitre de Pendant que la science dort *du Dr Woodrow Monte.*

Cela montre sans l'ombre d'un doute que la FDA savait que l'aspartame provoquait des malformations congénitales avant son approbation, ceci ayant été négocié avec le fabricant pour sceller les études et ne jamais

---

110. Extrait d'un article de *France-Soir* du 1er avril 2009 : « En 1998, une étude espagnole menée par le Dr Carme Trocho (faculté de biologie de l'université de Barcelone) concluait à la dégradation de l'ADN par une accumulation de formaldéhyde dans les organes, notamment le cerveau, in vitro. Restait à prouver le caractère cancérogène in vivo. Ce que l'Institut Ramazzini a fait, en mai dernier. »

Le light, c'est du lourd

permettre au public de savoir la vérité. Il produit des épidémies d'autisme !
Aux États-Unis 1 enfant scolarisé sur 50 est autiste[111].

Même le Dr Herman Koëter[112] qui a dirigé le comité scientifique de
l'EFSA a avoué avoir été poussé par l'industrie pour détourner la science.

Juste une seule de ces études pourrait faire interdire l'aspartame, mais
il y en a tellement ! L'EFSA utilise la recherche truquée de l'industrie
pour réfuter/ignorer les études légitimes et honnêtes. Si 100 chercheurs
impartiaux étudiant l'aspartame prouvent que c'est dangereux, est-ce
que l'EFSA va tous les ignorer et les réfuter comme elle l'a fait par le
passé ? L'histoire de l'EFSA donne la réponse.

Ma question initiale est donc pourquoi l'EFSA approuve l'aspartame
quand presque toutes les études indépendantes montrent sa très grande
nocivité ? Quand je dis presque toutes les études indépendantes, il faudrait
prendre en compte la recherche du Dr Ralph Walton : il a trouvé que
92 % de toutes les études indépendantes montraient que l'aspartame
n'était pas sûr. Cependant, il a également dit que si vous éliminez les
six études de la FDA qui avaient fait controverse car liées à l'industrie
agroalimentaire, 100 % ont jugé l'aspartame dangereux. À ce jour,
nous avons dénoncé des études de l'industrie qui tentent de démontrer
l'innocuité, alors qu'en fait, ils montrent des abus scientifiques. Vous ne
pouvez pas prendre un poison chimique et montrer sa sécurité. Même la
toxicologue de la FDA, le Dr Jacqueline Verrett a déclaré en 1987 qu'on
n'avait pas encore prouvé que l'aspartame était un produit sûr, et ce, six
ans après son autorisation.

En fait, le toxicologue principal de la FDA, le Dr Adrian Gross, a
déclaré au Congrès que l'aspartame a violé l'amendement Delaney à cause
des tumeurs cérébrales et du cancer du cerveau. L'amendement Delaney
interdit d'ajouter quoi que ce soit à la nourriture et aux médicaments
pouvant entraîner le cancer. Il a également déclaré que la FDA n'aurait
pas été en mesure de définir une dose journalière admissible, et si la FDA

---

111. Le nombre est en tout cas en très forte augmentation : entre 2006 et 2008, le nombre
d'enfants diagnostiqués a augmenté de plus de 20 %. Un enfant sur 88 était concerné en
2008. L'évolution est d'autant plus sensible que seulement 1 enfant sur 110 avait reçu le même
diagnostic en 2006. Ces chiffres datent de 2012 pour des études sur 14 États auprès d'enfants
de 8 ans. Les garçons seraient cinq fois plus touchés que les filles. En France on compterait 1
enfant autiste sur 100.
112. Le Dr Koëter est toxicologue et spécialiste en nutrition.

a violé ses propres lois, que reste-t-il pour protéger le public ? Parce qu'il parlait sans cesse de l'aspartame, il a été viré de l'EPA (Environmental Protection Agency) ! Vous savez aussi que l'aspartame a été approuvé en Angleterre grâce à un accord d'entreprise entre G.D. Searle et Paul Turner. Aucune étude n'a été faite au Royaume-Uni.

Sans aucun doute, l'EFSA ne protège pas les Européens, car il a un conflit d'intérêts inné dû à sa loyauté envers les fabricants/distributeurs de l'aspartame. Que la population de l'Europe aille au diable ! Qu'ils meurent.

Je sais Jeff, que vous ne pouvez plus être de ce comité, mais vous savez où faire parvenir la présente pour une réponse. J'ai quelques noms. Assurez-vous de lire ceci.

Suit une liste de sites donnés par le Dr Betty Martini : à retrouver sur son site sur abus scientifiques et possible fraude dans la recherche sur l'aspartame de Monsanto, dans la recherche sur la migraine et lien avec le site Dorway.

ANNEXE 4 - *WALL STREET JOURNAL* DU 7 FÉVRIER 1986

On apprend que deux anciens procureurs qui enquêtaient contre Searle ont été interrogés comme témoins par Andy Pasztor et Joe Davidson à Washington : ce sont deux avocats gouvernementaux qui sont décidés à attaquer le fabricant de NutraSweet, accusé d'avoir falsifié les résultats de tests durant l'investigation criminelle et l'investigation des sénateurs à charge. Les documents montrés hier par le sénateur Howard Metzenbaum (Ohio) sont les fruits de l'investigation de Samuel Skinner et William Conlon, deux procureurs seniors du département de la Justice de Chicago contre G. D. Searle & Co., et les requêtes répétées via la Food and Drug Administration. Il y avait matière à soumettre les résultats au grand Jury durant les années 1970. Les documents prouvent que les deux personnages clés Skinner et Conlon ont par la suite rejoint Sidley & Austin, société qui représentait déjà Searle durant toute l'investigation criminelle. En avril 1976, les documents montrent que la FDA pressait la Justice de former un grand Jury pour déterminer si Searle avait permis que des documents soient tronqués avant d'être livrés au gouvernement. En janvier 1977, la FDA demanda urgemment une investigation pointue sur NutraSweet, l'édulcorant le plus populaire, et aussi sur l'Aldactone, un produit contre l'hypertension. Richard Merrill, alors conseiller en chef de la FDA, envoya un rapport de 33 pages à Skinner, rapport qui incluait les détails au sujet de « FAUSSES DÉCLARATIONS SPÉCIFIQUES ET DISSIMULATIONS D'ACTES » concernant les tests internes sur l'aspartame propre à Searle, aujourd'hui vendu sous l'appellation NutraSweet. Le rapport demandait en urgence une investigation d'un grand Jury jusqu'à la tête de la société incriminée, pour « NON RESPECT VOLONTAIRE » et qui avait vidé le rapport par « DISSIMULATION DE

PREUVES MATERIELLES ». L'investigation du grand Jury fut lancée en août, mais on ne s'intéressa qu'au médicament contre l'hypertension, l'autre sujet étant jeté aux oubliettes, sans aucune poursuite avant l979. Le sénateur Metzenbaum appliqua sa recherche à toute la chaîne, et c'est alors qu'apparurent de sérieuses questions sur « l'agressivité » de la Justice. Il demanda que lumière soit faite pleine et entière pour déterminer si les deux premiers procureurs avaient mal agi et pourquoi... Le sénateur répéta ses critiques envers la Justice, dont le département avait failli en ne poursuivant pas les crimes en col blanc. Selon Metzenbaum, il était vital qu'on s'intéresse enfin et de façon indépendante à la nocivité du sucre artificiel. Un conférencier de la FDA dit alors qu'il n'y avait aucune nouvelle information scientifique dans le rapport demandé, ce qui signifiait que les producteurs avaient le champ libre. L'investigation des sénateurs stipulait que Searle se trouvait à Skokie, dans la banlieue de Chicago dans l'Illinois, et qu'une unité de Monsanto Co se situait à St. Louis, et que des réponses jusque-là introuvables allaient être révélées. Voilà ce que dit le sénateur. Ses assertions font état de graves manquements. Dans une déclaration, M. Skinner dit qu'il se retira rapidement de toute participation après avoir reçu à son bureau un pli officiel de la FDA qui requerrait un grand jury. Il maintint ses dires sur les conflits d'intérêts. M. Conlon n'a pas répondu aux appels téléphoniques. En mars l977 dans un mémo, M. Skinner, alors procureur général de Chicago, mit au parfum d'autres avocats du Département de la Justice qu'il se retirait de toute participation dans l'investigation sur Searle. Il demanda à ses subordonnés de garder cela confidentiel vis-à-vis des représentants de la loi pour leur éviter d'être dans l'embarras. Le sénateur Metzenbaum veut déterminer si Skinner discutait boulot avec Sidley & Austin avant de changer de case sur l'échiquier, ou si on lui avait déjà graissé la patte ? Le successeur de Skinner prit sa place des mois plus tard au moment où la poursuite avait expiré. Les conflits d'intérêts fédéraux interdisent généralement aux officiels du gouvernement de s'investir dans des affaires privées pour discuter d'engagement pour un poste... Ceux du Département de la Justice de Washington se sont plaints en avril et en août 1977 des délais de réponse au grand Jury. En octobre l977, Conlon, procureur en chef ployant sous trop de travail et surtout de pressions montra des documents expurgés. Le dossier était bouclé. Skinner rejoint Sidley & Austin en juillet l977, Conlon attendit de rejoindre la firme en janvier l979. À ce moment, le juge notifia à la FDA la fin des poursuites...

ANNEXE 5

POURCENTAGE DE DIABÈTE DANS LE MONDE

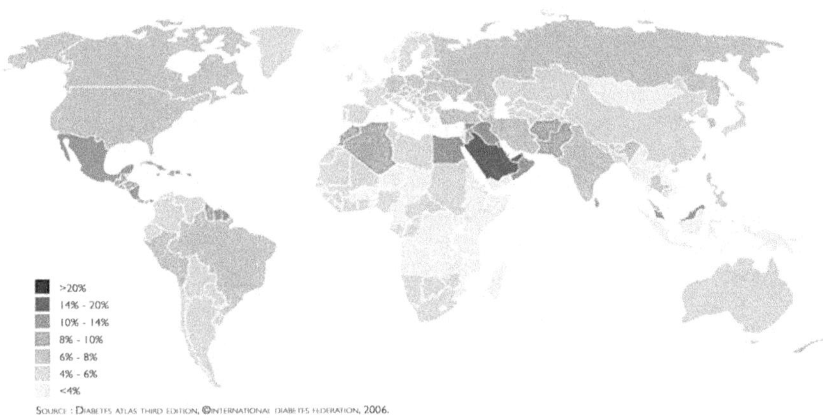

Source : Diabetes atlas third edition, ©International diabetes federation, 2006.

POURCENTAGE D'OBÈSES DANS LE MONDE

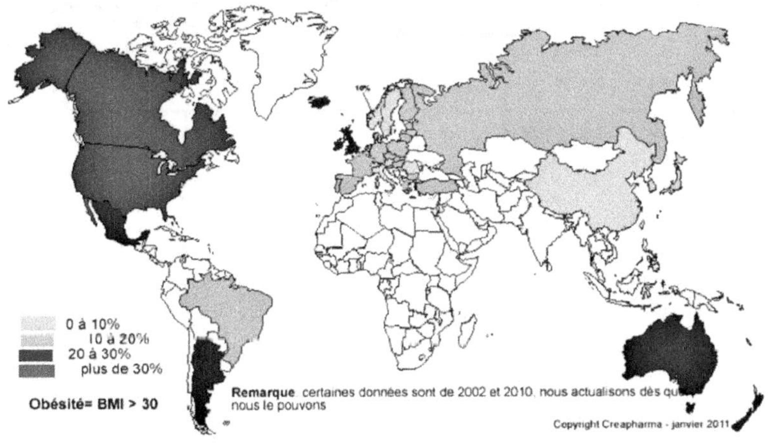

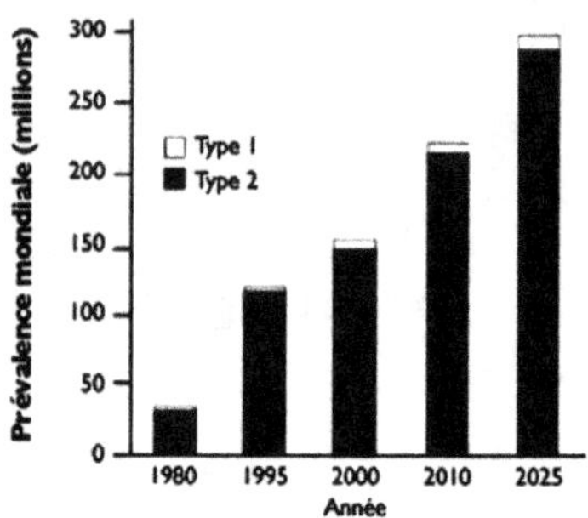

L'OBÈSITÉ EN POURCENTAGES DE POPULATION

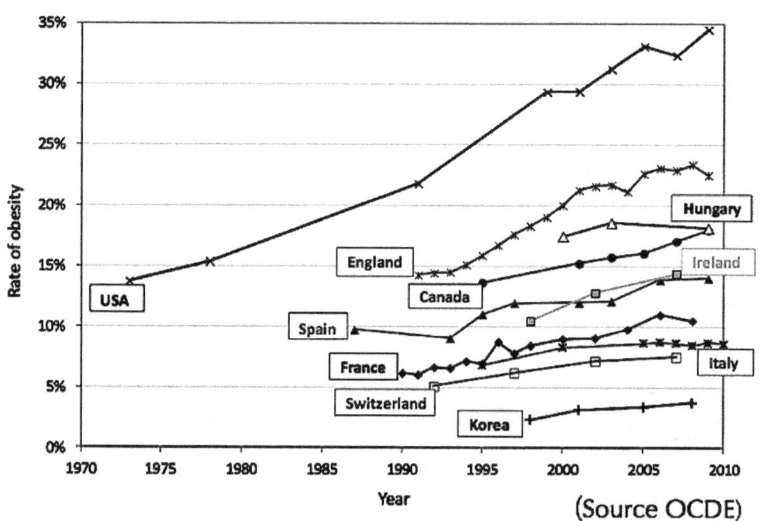

Sur cette carte, l'obésité en pourcentages de population

Les cas de démence devraient tripler d'ici 2050

La démence, notamment la maladie d'Alzheimer, un des plus gros défis de santé publique

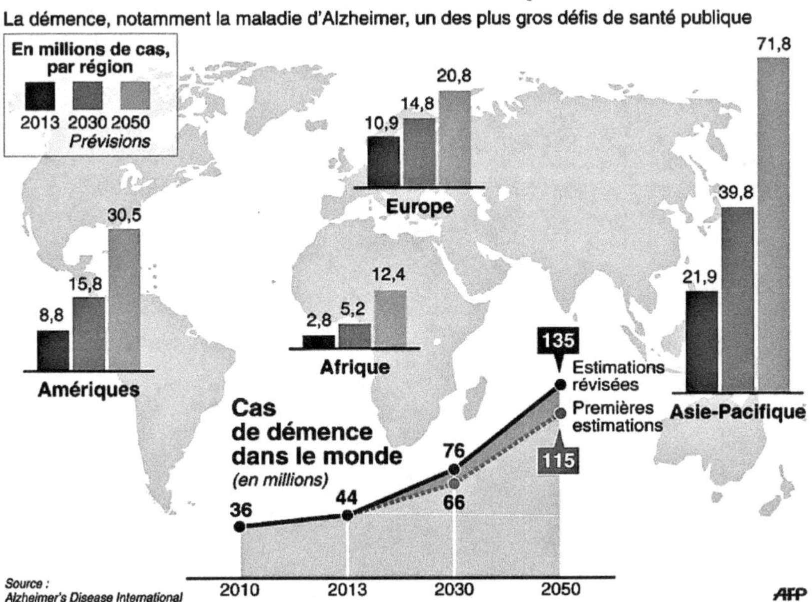

The growing cost of Alzheimer's Disease

Change in number of deaths, 2000-2008

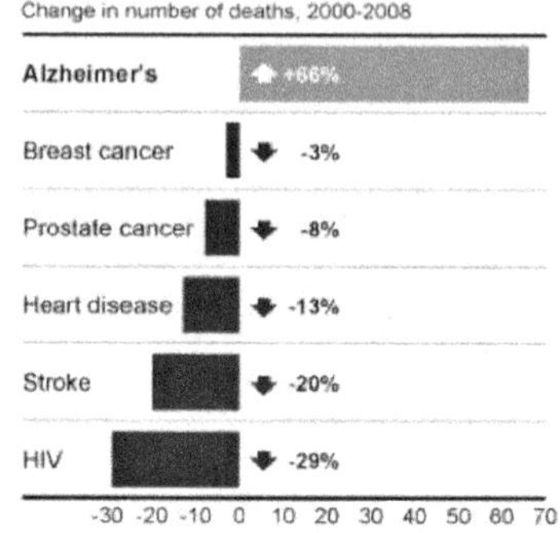

2011 cost of Alzheimer's Disease*

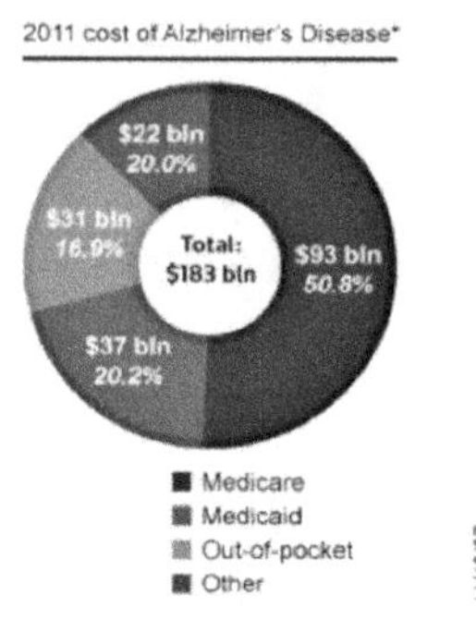

* Percentages may not total 100 due to rounding
Source: Alzheimer's Association

REUTERS

Annexe 7 - Quelques extraits sur le projet de « Taxe sur l'aspartame »

« Art. I.- Il est institué une taxe spéciale sur l'aspartame, codé E951 dans la classification européenne des additifs alimentaires, effectivement destiné, en l'état ou après incorporation dans tous produits, à l'alimentation humaine.

« II. - Le taux de la taxe additionnelle est fixé par kilogramme à 30 € en 2013, 50 € en 2014, 70 € en 2015 et 90 € à partir de 2016. Ce tarif est relevé au 1er janvier de chaque année à compter du 1er janvier 2017. A cet effet, le taux de la taxe est révisé chaque année au mois de décembre, par arrêté du ministre chargé du budget publié au Journal officiel, en fonction de l'évolution prévisionnelle en moyenne annuelle pour l'année suivante des prix à la consommation de tous les ménages hors prix du tabac. Les évolutions prévisionnelles prises en compte sont celles qui figurent au rapport économique, social et financier annexé au dernier projet de loi de finances.

« III. - 1. La contribution est due à raison de l'aspartame alimentaire ou des produits alimentaires en incorporant par leurs fabricants établis en France, leurs importateurs et les personnes qui en réalisent en France des acquisitions intracommunautaires, sur toutes les quantités livrées ou incorporées à titre onéreux ou gratuit.

« 2. Sont également redevables de la contribution les personnes qui, dans le cadre de leur activité commerciale, incorporent, pour les produits destinés à l'alimentation de leurs clients, de l'aspartame.

« IV. - Pour les produits alimentaires, la taxation est effectuée selon la quantité d'aspartame entrant dans leur composition.

«V. - L'aspartame ou les produits alimentaires en incorporant exportés de France continentale et de Corse, qui font l'objet d'une livraison exonérée en vertu du I de l'article 262 ter ou d'une livraison dans un lieu situé dans un autre État membre de l'Union européenne en application de l'article 258 A, ne sont pas soumis à la taxe spéciale.

« VI. - La taxe spéciale est établie et recouvrée selon les modalités, ainsi que sous les sûretés, garanties et sanctions applicables aux taxes sur le chiffre d'affaires.

« Sont toutefois fixées par décret les mesures particulières et prescriptions d'ordre comptable notamment, nécessaires pour que la taxe spéciale ne frappe que l'aspartame effectivement destiné à l'alimentation humaine, pour qu'elle ne soit perçue qu'une seule fois, et pour qu'elle ne soit pas supportée en cas d'exportation, de livraison exonérée en vertu du I de l'article 262 ter ou de livraison dans un lieu situé dans un autre État membre de l'Union européenne en application de l'article 258 A.

« VII. - Le produit de cette taxe est affecté au fonds mentionné à l'article L. 135-1 du Code de la Sécurité sociale. »

Objet

Présent dans des milliers de produits alimentaires de consommation courante, l'aspartame est l'édulcorant intense le plus utilisé au monde. Dès son apparition dans les années 1960 aux États-Unis, des doutes sont apparus sur sa nocivité et sa mise sur le marché a été d'emblée entachée de conflits d'intérêts. En 1985, c'est la firme Monsanto qui a racheté l'entreprise possédant le brevet.

Pour les femmes enceintes, les études ont démontré que, même à faible dose, l'aspartame augmente les risques de naissance avant terme. En outre, il existe de très fortes présomptions que la consommation d'aspartame entraîne un risque accru de survenue de différents cancers.

Cet amendement crée une taxe additionnelle sur l'aspartame, prévue pour augmenter chaque année jusqu'en 2016. En effet, le premier objectif est d'inciter les industriels à substituer à l'aspartame d'autres édulcorants, naturels ou de synthèse. A cette fin, il convient de lui supprimer son avantage concurrentiel, qui ne repose que sur le fait que le coût des dégâts sanitaires qu'il occasionne est externalisé et supporté par la collectivité. De ce point de vue, la progressivité est indispensable car elle permet d'aboutir à terme à une taxation dissuasive tout en laissant aux industriels le temps de s'adapter aux produits de substitution. Les importations sont évidemment également taxées.

La consommation annuelle en France est estimée à 1500 tonnes environ. Le produit de la taxe serait donc de 45 millions en 2013 ; 75 millions en 2014 ; 105 millions en 2015 ; 135 millions par an à partir de 2016. On pourra à ce moment-là juger s'il convient ou non de prolonger la hausse.

Pour une boîte de 300 sucrettes d'un poids de 15g, le surcoût est de 50 centimes en 2013, 80 centimes en 2014, 1,10 euros en 2015 et 1,40 euros à partir de 2016.

Evidemment, la substitution de l'aspartame par d'autres produits réduira l'assiette et donc le rendement de la taxe. D'ici à ce que la substitution se mette en place, les recettes générées permettent de financer des politiques de prévention.

La taxation est ici préférée à l'interdiction car, à l'exception du cas des femmes enceintes, il n'est pas encore démontré que la consommation à faible dose est nocive. Pour les femmes enceintes, les auteurs proposent dans un autre amendement d'ajouter sur les emballages des produits contenant de l'aspartame un avertissement sanitaire à leur adresse. Par ailleurs, les auteurs considèrent qu'il est urgent de mener des études indépendantes sur les risques sanitaires liés à la consommation d'aspartame. Le produit de cette taxe pourrait notamment servir à les financer.

La création d'un fonds de prévention par voie d'amendement étant prohibée par l'article 40 de la Constitution, le présent amendement affecte les recettes de cette taxe à l'assurance-maladie. »

Des moments de séance furent on peut retenir la prise de parole d'Aline Archimbaud, une sénatrice qui ne craint pas les lobbies :

Les boissons sucrées, importante source de profit pour l'industrie agroalimentaire, sont le cauchemar des nutritionnistes. Parmi de nombreuses études allant dans le même sens, celle qui fut menée en 2010 par le professeur Frank Hu, de la Harvard School of Public Health, à Boston, a démontré qu'il existait un lien entre l'excès de consommation de boissons sucrées et l'obésité, mais aussi la survenue du diabète de type 2 et de maladies cardio-vasculaires. En France, près de 15 % des adultes sont aujourd'hui touchés par l'obésité, ce qui représente une augmentation de plus de 10 % depuis 2006. C'est bel et bien à une pandémie que nous avons affaire, c'est-à-dire à l'augmentation rapide de l'incidence d'une maladie présente sur une large zone géographique. L'obésité est devenue la cinquième cause de mortalité dans le monde, rattrapant même le nombre de décès dus au tabagisme aux États-Unis. Les obèses sont plus sensibles aux cardiopathies et aux accidents vasculaires, au diabète, aux maladies dégénératives, aux cancers du sein et du côlon. Les coûts induits pour notre système de protection sociale se chiffrent en milliards d'euros. Pour vous donner un exemple, l'association française des diabétiques, qui recense trois millions de personnes atteintes de cette pathologie, estime que le diabète coûte à lui seul chaque année plus de 17 milliards à la sécurité sociale. Ce chiffre, donné très récemment, est supérieur au déficit constaté chaque année en exécution des lois de financement de la sécurité sociale !

La situation est bien trop grave pour que nous restions les bras croisés devant l'expansion de ce fléau. Cet amendement vise donc à doubler la taxe sur les boissons sucrées afin d'en limiter la consommation. Il vise également à doubler la taxe sur les boissons contenant de l'aspartame, afin d'éviter de les rendre relativement moins coûteuses, ce qui favoriserait leur consommation et irait en totale contradiction avec l'amendement que je vous présenterai tout à l'heure sur cet édulcorant.

Jacques Mézard voulait également amender jusqu'à augmenter de 50 % la taxe sur les sodas et autres boissons sucrées. Il ajouta :

En effet, nous considérons que ces boissons concourent à la prévalence de l'obésité et sont très certainement un des facteurs qui expliquent l'augmentation considérable du diabète. Le risque est particulièrement sensible concernant les enfants, pour lesquels la consommation de boissons sucrées est, d'une manière générale, jugée très préoccupante par nombre de médecins. Il est vrai que nous disposons aujourd'hui de peu de recul pour pouvoir apprécier l'impact de la taxe mise en œuvre depuis moins d'un an. Nous considérons néanmoins que notre proposition est cohérente avec l'ensemble des mesures défendues par le Gouvernement dans ce projet de loi. Il s'agit d'une mesure de santé publique, d'un signal de comportement, comme pour le tabac ou la bière. Quoi qu'il en soit, madame la ministre, il sera nécessaire d'évaluer toutes ces taxes comportementales dans le cadre du projet de loi de santé publique que vous nous présenterez. » Quel fut l'avis du Gouvernement que le président demanda à Mme Marisol Touraine, ministre des Affaires Sociales et de la Santé ? *Le Gouvernement émet le même avis que la commission, monsieur le président, et pour les mêmes raisons.* « *Je rappellerai à mon tour que la taxe existante a été instaurée il y a peu de temps et que nous ne disposons pas du recul suffisant pour en apprécier l'effet sur la consommation. C'est à partir d'une telle évaluation que nous pourrons mettre en place des stratégies de long terme dans le cadre de la future loi de santé publique. Par ailleurs, et j'aurai sans doute l'occasion de le redire dans la suite de la discussion, je ne suis pas certaine qu'il soit de bonne politique de multiplier les contributions ou les taxes sur les produits alimentaires sans envisager globalement la manière dont cela s'inscrit, d'une part, dans une politique de santé publique et, d'autre part, dans le financement de la protection sociale…/…C'est la raison pour laquelle je sollicite le retrait de ces amendements, sur lesquels, à défaut, je donnerai un avis défavorable. Le risque serait de nous retrouver sans vision claire de la façon dont ces taxes peuvent avoir une incidence à long terme et sur le financement de la sécurité sociale et sur les comportements des consommateurs. Quel que soit le jugement que l'on peut porter sur les produits en question – et je crois que personne ne prétendra qu'abuser de sodas ou de boissons sucrées est une bonne chose pour la santé –, il paraît préférable de pouvoir apprécier l'impact de la taxe qui a déjà été votée.*

BIBLIOGRAPHIE

BAUER Werner J., BADOUD Raphaël, LÖLIGER Jürg, ETOURNAUD Alain : *Science et technologie des aliments. Principes de chimie des constituants et de technologie des procédés*, Presses polytechniques et universitaires romandes, Lausanne, 2010.

BLAYLOCK Russel L. : *Excitotoxins, The Taste that Kills*, Health Press, Santa Fe (NM, États-Unis), 1997.

BRANEN A. Larry, DAVIDSON R. Michael, SALMINEN Seppo, THORNGATE III John H. : *Food Additives*, Marcel Dekker, Inc., New York (NW, États-Unis) et Bâle (Suisse), deuxième édition revue et augmentée, 2002.

COCKBRURN Andrew : Rumsfeld : *His rise, Fall, and Catastrophic Legacy*, Simon and Schuster, New York (NW, États-Unis), 2007.

DAVIS Devra : *The Secret History of the War of Cancer*, Basic Books, New York (NW, États-Unis), 2007.

DIEMER Tom : *Fighting the Unbeatable Foe: Howard Metzenbaum of Ohio, the Washington Years*, The Kent State University Press, Kent (OH, États-Unis), 2008.

EVANGELISTA Arthur M. : "Aspartame: The History Of A Killer – The Whole Story", URL http://www.rense.com/general50/killer.htm

FILER JR. L. J. et STEGINK Lewis D. : "Aspartame: Physiology and Biochemistry" *in* Pieter WALSTRA (ed.), *Physical Chemistry of Foods*, Marcel Dekker, Inc., New York (NY, États-Unis), 2003.

GILLESPIE David : *Sweet Poison, Why Sugar make Us Fat*, Penguin Group USA, New York (NW, États-Unis), 2013.

Annexe 7 - Quelques extraits sur le projet de « Taxe sur l'aspartame »

Gold Mark D. : "The Bitter Truth About Artificial Sweetener", *Nexus Magazine*, Vol. 2, octobre-novembre 1995 et Vol. 3, décembre 1995-janvier 1996.

Jy Kim, Seo J., Kh Cho : "Aspartame-fed zebrafish exhibit acute deaths with swimming defects and saccharin-fed zebrafish have elevation of cholesteryl ester transfer protein activity in hypercholesterolemia", *Food Chem Toxicol*, 2011, vol. 49, p. 2899-2905.

Martin Hans-Peter et Schumann Harald : *Le Piège de la mondialisation*, Solin-Actes Sud, Arles et Paris,1997.

Monte Woodrow C. : *While Science Sleeps: A Sweetener Kills*, Amazon Create Space Publishing, San Francisco (CA, États-Unis), 2011.

Nash Stoddard Mary : *Deadly Deception: Story of Aspartame: Shocking Expose of the World's Most Controversial Sweetener*, Odenwald Press, Dallas (Tx, États-unis), 1998.

Olney JW : "Brain lesions, obesity, and other disturbances in mice treated with monosodium glutamate", *Science*, n° 164, 9 mai 1969, p. 719-721.

Om Abdel-Salam, Na Salem, Hussein Jihan Seid : "Effect of Aspartame on Oxidative Stress and Monoamine Neurotransmitter Levels in Lipopolysaccharide-Treated Mice", *Neurotox Res.,21*, p. 245-255, 2011 Aug. 6. Department of Toxicology and Narcotics, National Research Centre, Tahrir St., Dokki, Le Caire (Égypte), 2011.

Pothuizen Helen HJ, Jongen-Rêlo Ana L., Feldon Joram : "Preclinical Research: The Effects of Temporary Inactivation of the Core and the Shell Subregions of the Nucleus Accumbens on Prepulse Inhibition of the Acoustic Startle Reflex and Activity in Rats," Department of pharmacology, Chicago (Ill., États-Unis), 2005.

Pryer Douglas A. (Major) : *The Fight For The High Ground: The U.S. Army And Interrogation During Operation Iraqi Freedom I, May 2003-April 2004*, Pickle Partners Publishing, Overdrive, Inc., Cleveland (Ohio, États-Unis), 2015.

Radman Miroslav et Carton Daniel : *Au delà de nos limites biologiques*, Plon, Paris, 2011.

ROBERTS H.J. : *Aspartame (NutraSweet) Is It Safe?* Charles Press, Philadelphia. 1990, et *Aspartame Disease, an ignored epidemic*, Sunshine sentinel Press. Inc, West Palm Beach (Fla, États-Unis), 2001.

STARR HULL Janet S. : *Sweet Poison: How the World's Most Popular Artificial Sweetener Is Killing Us – My Story*, New Horizon Press, Far Hills (NJ, États-Unis), 1998.

STEINERT R., FREY F., TÖPFER A., DREWE J., BERLINGER C. : "Effects of carbohydrate sugars and artificial sweeteners on appetite and the secretion of gastrointestinal satiety peptides", *Br J Nutr.*, 2011, Division de gastro-entérologie, Département de biomédecine, Centre de recherche clinique, Hôpital universitaire de Bâle, Bâle (Suisse).

TURNER James S., NADER Ralph : *The Chemical Feast, The Ralph Nader Study Group Report on Food Protection and the Food and Drug Administration*, Penguin Books USA, New York (NY, États-Unis), 1976.

VERRETT Jacqueline et CARPER Jean : *Eating May Be Hazardous to Your Health*, Anchor Press/ Doubleday, Garden City (NY, États-Unis),1975.

WAISMAN Harry : *Disorders of Amino Acid Metabolism and Mental Retardation*, Spinger 1995.

Voir également les vidéos sur edu/news

Autres

Interviews et conférences :

BLAYLOCK Russell L., interview faite par Mike Adams (27 septembre 2006), sur naturalnews.com/

BRESSLER Jerome : History of the U. S. Food and Drug Administration : interview par Robert A. Tucker, sur doorway.com

Voir aussi les clips Diet Pepsi for a new generation sur YouTube.

MAGNUSON conférence : What Health Professionals Need to Know About Aspartame From Metabolism and Safety to Impact on Appetite and Body Weight. (« Ce que les professionnels de santé ont à savoir sur l'aspartame : du métabolisme et de la sécurité à l'impact sur l'appétit et le poids »). Voir le site où Mme Magnuson explique la non-toxicité pour les femmes enceintes et les bébés : sur son site et d'autres.

TABLE DES MATIÈRES